良の魔

我，
不再是為了隱藏力量，
而一錯再錯

郭小維——著

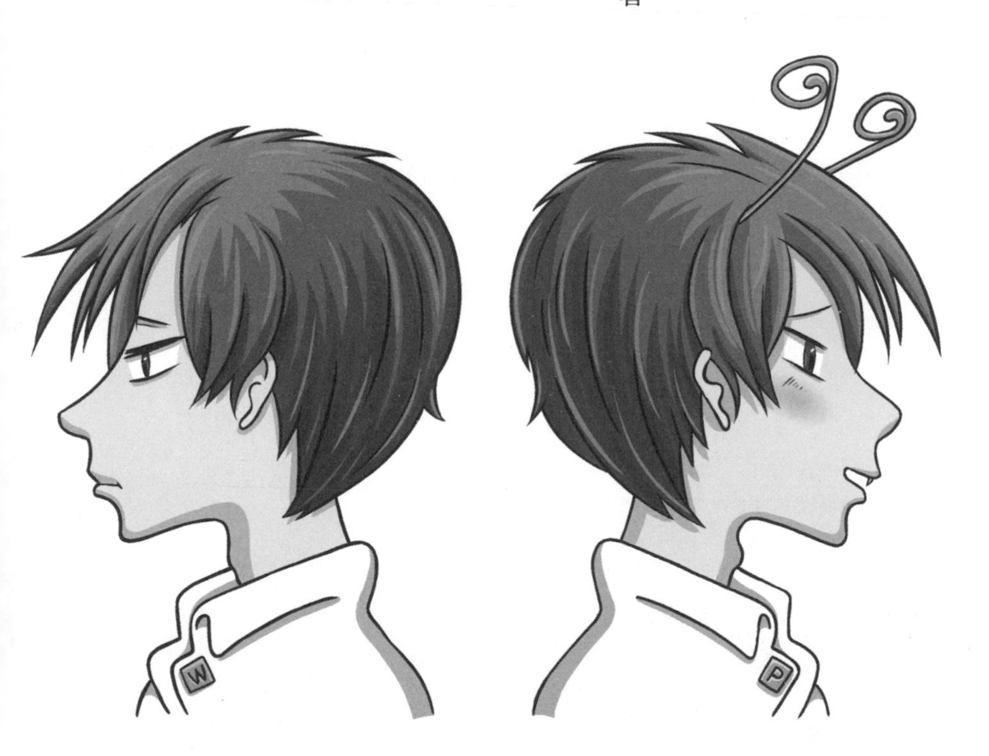

可愛的魔化背後隱藏著一段悲慘人生，
這是一部與強迫症奮鬥到最後的血淚史

上天賜與我們孤獨與試煉
是命中註定？亦或者是使命？

迫迫曾經問過我，你相信過自己嗎?
我回答他，我相信過！

因為相信！於是……我們執行了！
我們不畏恐懼，也不害怕與世界不一樣！
所以我們勇敢地創造嶄新人生、創造愛

迫迫曰:奉獻生命，繼承力量！
惡魔們同時將臣服於同理之下，惡也會生善
毫無畏懼把自己生命奉獻出來的當下，同時也繼承了強迫症的所有力量，繼承了諸位大魔王所有力量，這股力量幫我消滅了怨恨，同時瞬間也獲得了愛。

我願意奉獻生命承擔所有魔王的力量，到如今，如果說我還有那麼一丁點的執著，那就是我不願意看到，在這大部份的敵意背後，只因為，我是一個精神病患者。

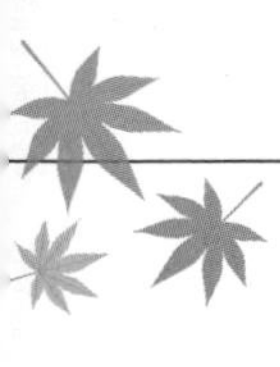

推薦序

作者是我的強迫症個案，他一直很努力的跟強迫症作戰，從嚴重的潔癖，經過藥物與行爲治療之後，他已經克服大部分的症狀了。

這本書是他跟強迫症奮鬥的寶貴紀錄。

其中，他在沒有完全控制強迫症之前，聰明地使用很多巧思來克服強迫行爲，並且跟強迫症——迫迫一起合作，來減低強迫症的強度。

不過，這只是強迫症尚未完整控制之前的權宜之計，建議等到藥物與行爲治療發生明顯效果之後，還是要回歸正常人的生活習慣。

作者經歷童年被霸凌的苦難，車禍身體殘障的復健經過，與一段漫長沒有自信的歲月。

他有很強的意志力加上絕妙的創造力，讓自己可以在強迫症的魔咒中脫困。

加上他在宗教上的體悟，讓自己更超脫，這可以提供一般強迫症患者當作參考。

強迫症並非絕症，只要你拿出勇氣面對它，挑戰它，逐漸鍛鍊自己，提高對抗強迫症的抗體，那麼就可以有機會脫離強迫症的牢籠，蛻變成美麗的蝴蝶。

很高興郭小維可以將對抗強迫症的經歷寫成書，可以讓苦難的強迫症患者或家屬當作參考。

也希望每位病友都可以變成美麗的蝴蝶，自由自在地遨翔天際！

湯華盛
心禾診所醫師

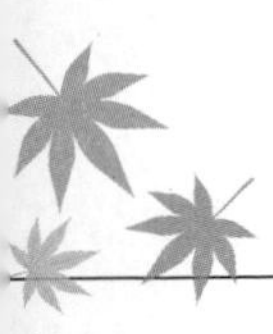

阿爸阿母的序

我們的孩子我們一生一世挺你到底

強迫症是一種非常強大的官能精神疾病，強迫症也被稱之爲「精神之癌」。

強迫症OCD的行爲情愫表現在與親人相處之下是要親人都能成爲聖人或成爲佛菩薩的，因爲任何事物都是要求能不二過才能過關，而能不二過者世上也只聖人或復聖顏回才能做得到的，以下四個知願與大家分享

一、不知

破山中賊易，破心中賊難，強迫症視外界一切萬物爲糞土，把家裡的室內地板看爲無塵標準作業區，絕對不允許掉下任何一件東西，如湯匙、水滴。從來不知道有這種病症，一時又不知道從何切入，因此無奈又無能自覺非常非常的慚愧，眞是愧對兒子獨自面對病魔的折磨。

二、無知

1. 父母親的無知、白目等，一個小小的認知不同就容易造成很大的衝突，甚至於演變成全武行、動刀動粗，如曾打壞一台電視機及一台筆電還有……等OCD的心情有如春天後母面說變就變。

2.OCD的心態只要他認證是對的那麼別人一定是錯了而且不能講理的一定得照他的方法去做（有如1.2.3.木頭人）不然會很慘的。

3.容易被激怒，有心人只要一句話或一個臉色就可以擊倒OCD患者，所謂「良言一句三冬暖，惡語傷人六月寒」。

4.OCD是不喜歡別人來家作客因此謝絕所有的親朋好友到府作客（台語：無來無去無代誌）……世間爹娘情最眞，淚血溶入兒女身，殫竭心力終爲子，可憐天下父母心。

三、可知

1.由日常生活中行住坐臥去察言觀色，臉色凝重必然異常面有喜色當然正常，有異常時與之相處者要有如履薄冰警覺，這樣才能相安無事。

2.OCD者具有「制心一處　無事不辦」專注細心的能力，具有強烈的創新熱忱與執行力，故書中有一句話：「強迫症可以改變一個人的一生，相對的也可以讓一個人重新創造一生，重新獲得一生的。」這是OCD的潛在優點更是值得開發之處，如電腦組裝，家庭用品修理、裝修、換新……等都會，而且都可以無師自通。

3.OCD者具有進化的能力，能夠隨心所欲把迫迫蘊於心中達到共榮、共處、共享。

四、能知

1. 定期傾聽、聊天、溝通、協調（以其爲中心的話題，能不偏私的眞心相訴）。
2. 父母能給的分享與建構大家未來的目標及願景（小維寫書：善良的魔等……，父母對未來的目標及願景付諸行動與共之……）我們的孩子我們一生一世挺你到底。

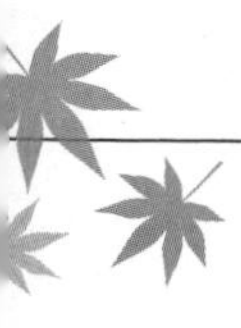

作者序

迫迫曰：人類有個非常不好的習慣，那就是，當我們自己認爲什麼都懂了的時候，其實我們當下就錯了。

我，是一個沒有許多朋友的人類，因爲，我的朋友們都是世人最討厭的魔王們。

我曾對著可愛的魔王們說過：困難的事物可以儘管放心交給我，人家不要的，我全部都要。

我並沒有比別人勇敢，這是我拿出的態度。

自己本身是一個非常不愛閱讀書籍的人，但爲了疾病，爲了家人，甚至是爲了可愛的魔王們，我選擇了自己最不喜愛的事物。

因爲相信有許多方式可以拯救生命，所以，我選擇創造。

每一段創造過程都是實際的付出，需要經過時間灌溉與訓練，而不單純只是認爲或是接受。

當我們在創造的過程中，會找到人生的意義，變的知行合一，一切將會變的不一樣。

善良の魔序幕

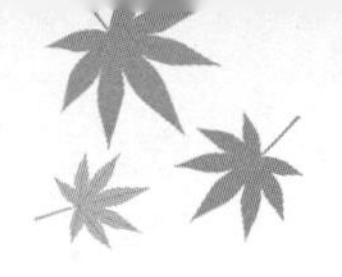

登場人物介紹

薛維希

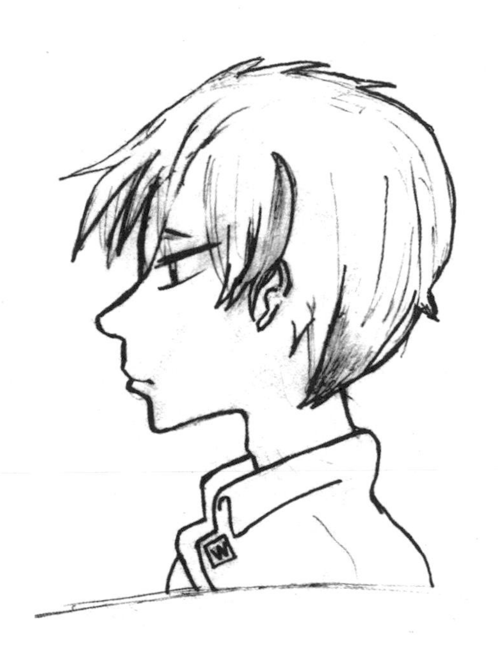

維希就是郭小維，作者本人，（W）代表是維希

◈**人格特質**：善良、笨蛋、愛搞怪

◈**個人才藝**：歌唱、愛搞怪

◈**喜愛的東西**：青蛙

◈**討厭的東西**：姊姊、吵雜的聲響、陰暗狹窄空間小的地方

◈**喜愛的興趣**：收集青蛙娃娃、唱歌、聽音樂、修理各式東西

我從小就是異於常人的狀態，因爲小時候不懂什麼叫做恨，什麼是陰影，只知道這是一股很不好受的感覺，因爲小時候父母沒有即時發現，遲遲沒有去接受一些適當的指導與治療。

雖然我一生大部分時間都活在陰影、焦慮、憂鬱、怨恨的人生裡，不過我卻擁有著不屈不饒，永不放棄的信念，但是我一直相信著、感受著、等待著，可能正是這個原因，所以上天選中了我。

維希的由來，爲什麼有郭小維與薛維希呢？

因爲這三十幾年來的人生全由郭小維經歷與體悟，這本書也是由郭小維的意志所撰寫的。

薛姓其實是我母親的姓氏，郭小維曾經一度想拋棄原本姓氏的，那爲什麼最終鼓起勇氣用了原姓氏？

答案是：郭小維是個善良的人，也因爲如此有著一顆善良的心。

作者不想因爲拋棄過去的自己而懊悔，同時也想保有現在的自己，因爲維希是迫迫幫作者取的，因爲迫迫希望作者能夠成爲自己唯一的希望，因而叫維希。

因爲如果沒有郭小維就不會擁有這一切，也沒有迫迫，也不會有維希的誕生，所以郭小維在作者心中是一個無法被消失的存在。

因爲作者從沒有放棄過自己的本心。

迫迫

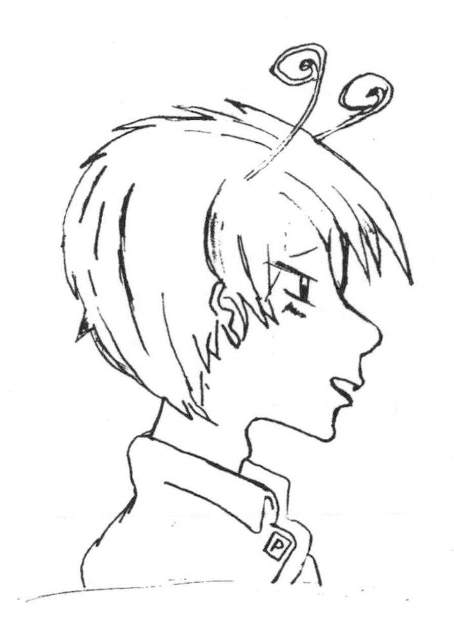

是作者的另一個面向，這是迫迫用變身術化身的，幾乎與作者長的一模一樣。（P）代表是迫迫。

◈**人格特質**：善良、固執、超堅定的意志力、創造力、想像力

◈**特殊能力**：變身術、能將世界所有物質變成自己的專屬工具

◈**喜愛的東西**：乾淨的水、沐浴乳、洗髮精、美麗的森林

◈**討厭的東西**：姊姊、重複做事

◈**喜愛的興趣**：研究微生物、研究細菌與病毒、與森林小動物們一起圍繞著營火聚會

魔化的迫迫

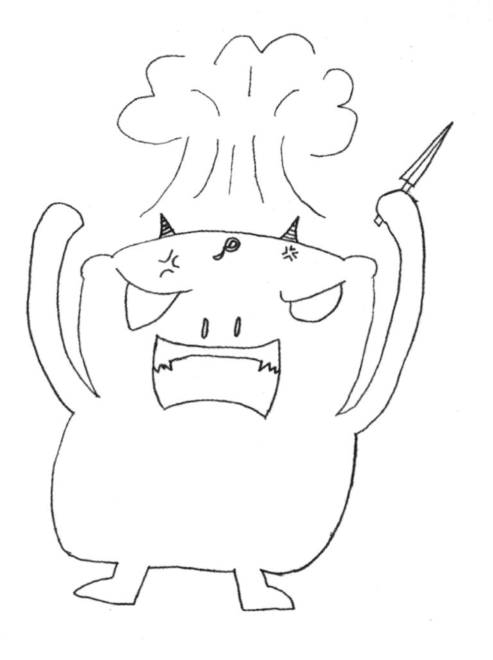

失控的強迫症，也可稱爲失控的作者。

強迫症暴怒的時候會出現，在執行所謂的強迫症儀式時也會在一旁監督作者，這是意識心的魔化迫迫。

◈**喜愛的東西**：各式槍械、手榴彈、菜刀

◈**討厭的東西**：微生物、細菌、病毒

本心的魔化迫迫，是一隻很善良可愛的迫迫。

在睡覺的時候或是與作者一同外出的時候，會以這姿態呈現。

迫迫手上拿著的是一朵還未綻放的執著花。

只有迫迫才知道這朵花的生長地。

根據迫迫的說法，綻放之後的執著花花蜜，即是迫迫所尋找的解方。

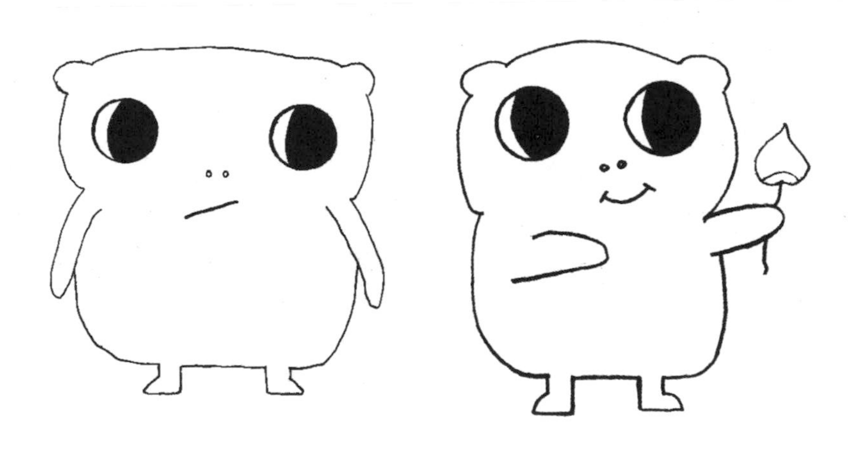

小維與迫迫

封面設計的含意與圖片概念的由來。

從強迫症的體悟之中延伸而出的，也是人生的跑馬燈讓我看見那曾經強大的另一個自己，也可以解釋爲曾經的小維。

因爲疾病迫使我放棄了自己、家人、和美麗的世界。

迫迫曾經面對著我，並且對我說過，我會幫助你一起走下去。

這也是爲什麼我選擇這張圖片來作爲《善良の魔》這部作品的封面，因爲我坦然接受病魔的試煉，也終於面對了自己的天命。

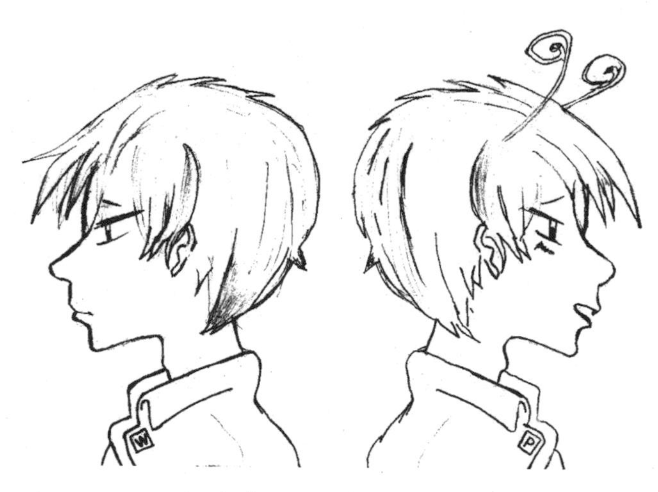

小維與迫迫的兄弟之情

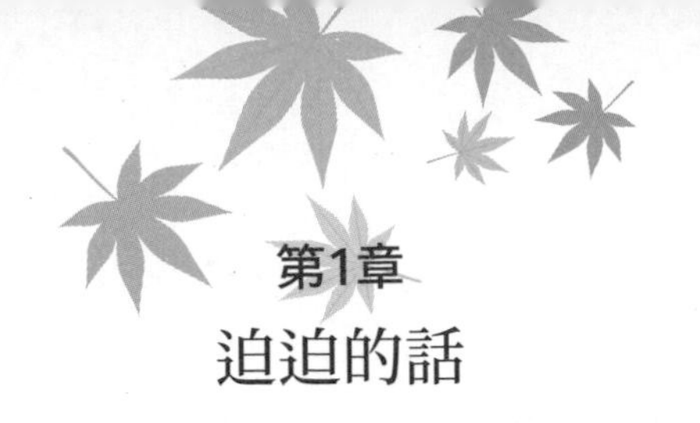

第1章
迫迫的話

強迫症患者，是苦難的心靈修行者，也是勇敢的薛西佛斯。

關不掉的是（強迫症），關得掉的則被我視爲（力量）。

強迫症的強大力量，註定是爲了超越衆神而生。

「緣來則應，應完則不與攀緣」。

「勇敢，是無所畏懼的行動」。

「勇氣，則是心生恐懼，但依然去作的事」。

人類花了近幾個世紀的時間所建立起來的文明、社會、秩序，這些突破與準備也是爲了要打造出讓人們更進化，更有規律的生活，我們所遵循的這些規矩，也是人類用智慧所創造出來最有價值的東西。

我們在生活當中那些所謂的日常，所有的一切規矩，在這只能用一句話來形容，那就是：非常抱歉，因爲當萬物到了強迫症的面前，全部一切都會歸零，全部重頭開始。

但，強迫症不光是我們表面上看到的那個樣子，也不只是一個疾病而已。強迫症正是深藏在人類基因之中的一股強大力量，是一股可以打敗任何傳統與制約的力量，是一把可以解放自我的心靈鑰匙。

強迫症是我在體悟過衆多的疾病當中，我認定爲最強大，且難以治癒的疾病，強大到頂破了天空還不足以形容。

在生病之後，我不只是在執行這所謂的強迫症儀式而已，在做儀式的當中，透過儀式，接觸生活中的所有事物，去體悟，去記錄。

我也是因爲受到了疾病的力量啟發，所以才能夠迫使我去做改變，因而得到了重新創造一生的力量。

強迫症正是人類見性開悟的一把金鑰匙。

沒有一個人會願意讓自己生病的，患者也是人，沒有一個人打從出生以來，一直到死亡結束之前，不曾生過任何疾病的。

不管是否爲精神疾病或者是身體上的任何疾患，只要是在生病的過程中，大家都是一樣在受苦，體現過程中，是一樣痛苦的。

自己曾經被這社會，被至親的人傷害，更被許多的人，用著獵巫的眼神角度看著，被當神經病看待，甚至還被叫敗家子。

雖然心裡會難過，會不甘心，心裡面總是承受著極大的壓力與打擊，但我……最終還是勇敢地站了起來。

因爲我的本心依然還在，那正是我的善良之心，是我最大的優點。

我始終相信著，本性是勝於教養的，不管這世界帶給我多麼大的傷害，我卻依然沒有改變對世界的看法，我不想要傷害這世界，因爲世界是這麼的美麗。

不管是身邊的親友，或者是在路上陌生的人潮中，其實大家都一樣，因爲在生活中的每個部份、每個細節、甚至是聲音、與空氣流動、陽光的照射、亦是情感上的問題，我們在生活日常進行中，有9成的時間幾乎都是身處在意識心的控制與感受之下。

那對於心靈上患有精神障礙的患者呢？當然在生活上更是一大挑戰，可是，我們就該任由意識心的控制下，這樣一直維持著，並且活下去嗎？

依照目前，我所看到人們感性的那一面，都是直到最後，才會想到最初，人類總是在發生災難的時候才會團結一心，人類在共患難的時候才會見到我們的眞性情。

我認爲，人們應該都要有著對他人的同理心，客觀平等的看待每一種疾病，在面對不同的疾病同時互相安慰、互相分享，我們要適當的表現出愛與包容的態度。

正因爲如此，我與迫迫認爲，我們應該要勇敢地站出來面對，要面對著世界，展現我們共同創造出的愛。

因爲大家都在尋找的解藥，其實就是在相信自己的那一端！

靠自己疾病的力量去調配，打造屬於自己的最佳生活。

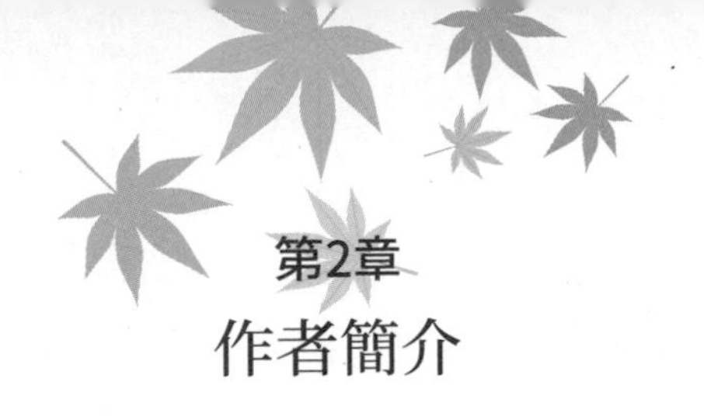

第2章
作者簡介

強迫症對我來說是什麼樣的存在？

要說是戰友羈絆嗎？我覺得更像是親人，因爲在體悟疾病的過程中，我有感受到強迫症帶來的那一點溫暖，就是，他替我剷除了寂寞與空虛，因爲我深知這是一段必須靠自己一個人撐過來的旅程。

但就是因爲這個原因讓我覺得強迫症同時也在與我共同奮鬥，所以我把這感覺稱爲一份情，也稱之爲善良的魔，善魔迫迫也因此而誕生，這就是善魔迫迫的由來，我把迫迫視爲我的親兄弟，也是因爲這段情，使我與迫迫攜手共同創造未來。

我們了解這不會是一段輕鬆的旅程，但，我們還是執行了，我們的選擇不會是共存，而是創造新的未來，新的人生，甚至是新的親情。

在面對任何的疾病，其道理都是一樣的，要如何面對自己在疾病的過程中學習到的經驗，讓經驗轉化爲實務才是最重要的關鍵。

取自經典語錄，該如何利用我們自身力量，身爲人類一族的相同之處。

如何利用人類的相同之處，因爲我們彼此的相同之處必定是大於異於之處的。

我本身是一個強迫症患者，我會盡我的全力，讓這部作品能夠藉由簡顯易懂，潛移默化的精神，以及正向的能量幫助更多需要幫助的人。「秉著能力越強，責任越大的精神」，還有與苦爲師之道。

想救人，不一定得成爲醫師啊！自己本身雖然不是醫師，但我是憑著想助人的意志，救人脫離於水火之中的堅定精神，使用強迫症強大的意志力來撰寫這本書，這是我的覺悟也是我人生的體悟。

我本身有經歷過憂鬱症、焦慮症、恐慌症、躁鬱症、抑鬱症、思覺失調等，諸位精神大魔王，最終則變成強迫症。

但其實這些大魔王名稱大家都不陌生，網路上或新聞報導、電視節目、甚至也有很多拍成影片的作品大家一定曾經都看過，但唯獨強迫症好像似乎都被漠視，大致上，一般我們普遍聽到的強迫症大概都只知道是喜歡整齊、乾淨、重複檢查。

事實上這只是指一般普通人有些微的強迫症症狀表現出來而已，但其實就算是一般普通人也會有些微的強迫症問題，只是在不在意的問題。

強迫症的嚴重程度其實眞的很難去區別與定義，因爲強迫症是千變萬化的，依照每個人的習慣都會大大不同，嚴重的話其實是可以影響到生活中所有的大小事物，甚至足不出戶，因而從此讓一個人的一生產生巨大的改變，甚至改變一個人的一生都是絕對有可能的。

每一種精神疾病其實不管是對自己個人或是對家庭甚至社會與世界都會產生很大的傷害。

以自己的症狀來說，我自己本身是屬於全方位加上潔癖型的強迫症，我重視家裡地板這方面的灰塵、細菌、病毒等等飄流在空氣中的髒東西都會讓我的迫迫發狂，不管是手觸摸過的地方，腳踩過的所有足跡，我們能想的到的，全部都包含在內。

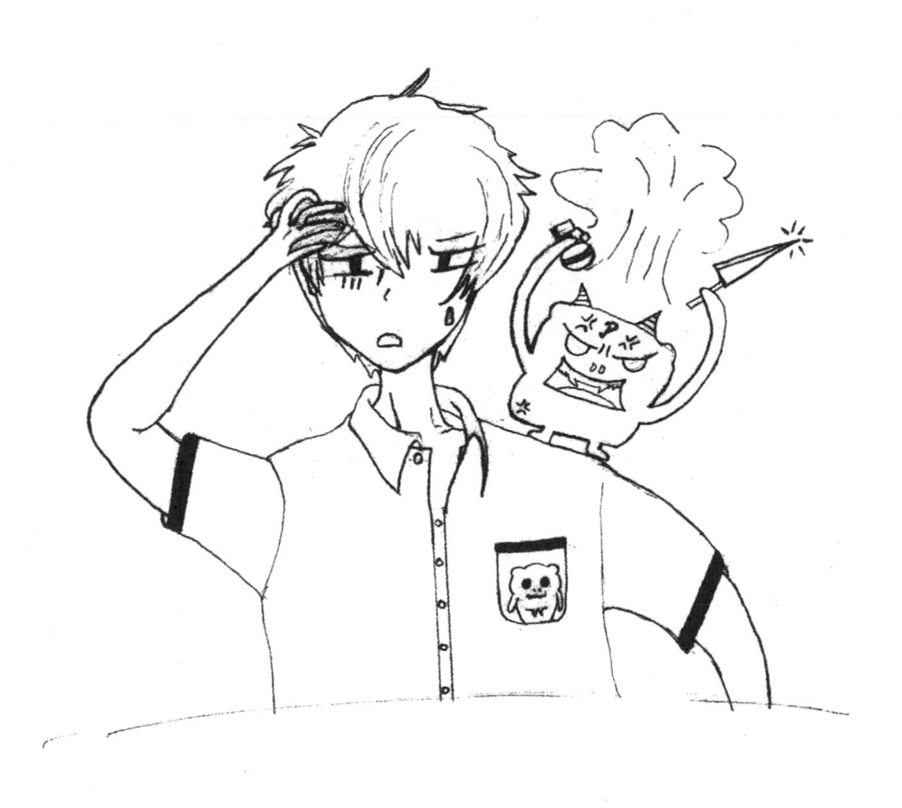

其實一切都是從焦慮開始，然後累積演變，變成嚴重的抑鬱，一直去壓抑自己，直到變成強迫症的「強迫性一思考」，不斷的焦慮思考後，內心得不到一個肯定答案或是訊號，卻又害怕沒做這些防護會讓自己身陷危險，最終就會變成強迫症的「強迫性一行爲」，就會開始一直反覆執行一些不怎麼樣的事情（例如：重複檢查水龍頭或是門窗是否有無關好），但不做又會很痛苦的事情，那朋友與家人們都會問我，爲何會焦慮的原因？

我自己的原因就是因爲怕髒，害怕擔心灰塵、細菌、病毒在家裡會擴散（每個人情況都不同）。

最貼切的形容其實就跟這兩三年來新冠病毒全球疫情擴散，大家每天都會恐慌的那種感覺一樣，其實那感覺是我在家每天的日常。

我們能否試著去想像，那些每天都在醫院工作的醫師或護理師們，他們每天結束工作之後，一定也都會擔心把病菌帶回家的那份心情。

在疫情的期間，外出後，每天回家後都會擔心身上是否有帶菌的感覺，強迫症大概是那種感覺在強烈個數十倍。

更適合說，其實這是所有患有官能精神疾病的人，每天的幻想、幻聽、焦慮、執著下的痛苦日常。

雖然每個強迫症病友的實際狀況與類型都不一樣，但如果有達到同樣的困擾級數，在精神上痛苦的指數是一樣的，每天都要焦慮的想著非常多的事情。

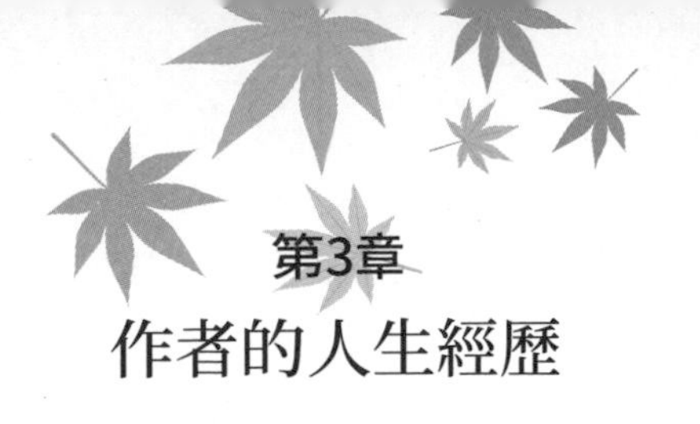

第3章
作者的人生經歷

很多疾病其實都是我們自己本身養大的，不管是否爲年幼時的陰影造成，或是累積壓力造成的，那其實強迫症也不例外。

從小就對這個世界感到敏感不安的我，長大後才知道是我心中的陰影，心中的怨恨沒有消失過一天，我是一直充滿著愧疚與焦慮活到現在。

我對於5歲之前的人生記憶是非常清楚的，不管是影像或聲音，過了30幾年到現在還是一樣，那些年的那些影像、聲音、動作、不安焦慮始終還在我的腦海中。

我對我人生的每個階段記憶都非常清楚，長大後才知道原來這也是一種天分，同時也是上天給我的使命，但是這個能力卻同時也讓我過的與別人完全不一樣。

直到我自己身、心、靈都到了極限，當身體終於受不了的時候得到了這疾病，才意識到了強迫症確實存在。

3-1 五歲之前的痛苦記憶

我是一個從出生後直到我開始有了影像、聲音、記憶的時候我就對這世界非常的敏感的人，我從小就非常沒有安全感，加上爸爸的親哥哥，也就是我的三伯，他自己本身是天生就有智能上的缺陷，也有精神障礙等……，以及有前科的人。

然而有一天僅僅只爲了一句話，他就對我和母親做了很過分的事情，造成我們這30幾年來人生的陰影，尤其是對於我來說更是一輩子無法抹滅的痛與愧疚，如果當時的我不開那扇門讓他進來，或許我就不會眼睜睜的親眼看著我母親差點被他給打死。

因爲當時的我才僅僅3歲，眞的還不懂事，還很天眞也很善良。

對，沒錯……就是因爲自己的善良害了我自己也害了媽媽這一點，讓我非常愧疚，也不輕易的再相信這個世界，也不再相信任何人。

3-2 校園的記憶

大部分的人對於校園求學的過程階段都算是非常順利的，而我卻不一樣。

別人的生長過程看在我眼中我其實是非常羨慕的，因爲總是看到別人過得很快樂、很順利。

從三歲多開始的陰影，到校園霸凌，精神上的折磨，國中更是在第一年住宿的過程中，在宿舍被學長拉到房間霸凌，同班同學的霸凌當然也不例外，不管是言語上的霸凌、肢體上的霸凌，都讓我看透人們最醜陋的那一面。

國中時期，我早上除了在家吃完早餐外，習慣都還會再帶一個超商的飯糰去學校，可是就因爲這個習慣，也令我被班上的某個同學盯上，因爲他知道我都會帶吃的去學校。

起初一開始他開口問我要飯糰的時候，我心裡並不覺得怎樣，我也覺得我早餐也有吃了，如果你是眞的沒有吃早餐的話，這飯糰可以給你吃，但是到最後變成每天跟我要，只要他一想到，或是又看到，就會對我說飯糰呢？每天這樣一直下來，結果變成是一種常態。

這雖然只是預防肚子餓帶著的備品，但說到底，這依然還是屬於我的東西，本就該尊重別人。

況且我本身應該也沒有義務要提供你每天免費早餐這項服務吧？我並沒有欠你什麼啊！

這些種種過程都讓我對校園這個地方產生極大的厭惡與無奈恐懼。（我也曾被國中一位教數學的老師歧視）

所以在我心中對於老師、同學、朋友的定義也徹底改變。

我國中有過一段時間，都在家自學沒有辦法去學校上課，在同學眼中我就是個隱藏版人物。

3-3 車禍的記憶

在經歷了這些過程後，我其實是沒有辦法與同屆的同學一起同時間進入高中的，在這段時間裡我心裡是非常抗拒校園的。

就在2007年我剛讀高中之時，好不容易走出對校園的恐懼，想重新踏入校園，爲了重新踏入校園我做了很多心理突破，最終才選擇了進修部。

無奈的是，時間才經過半年，就在高一的下學期，要去上課的途中發生了車禍，這一撞，這一瞬間不僅僅讓我身體受了重傷，又讓我再次的看見人性的邪惡，爲什麼會這麼說呢？因爲對方肇事後馬上逃逸，直接把我丟在路邊。

這一撞，讓我全身斷了三個地方，分別是左手和右手骨折，最嚴重的是右腳，右腳是十字韌帶粉碎性骨折，雖然身體受了這麼嚴重的傷，但當下的我，心裡面的痛比外在的痛還要疼上數百倍。

就在發生車禍後的當下，我的眼前突然間暗了下來，就像是眼前突然一片黑霧吞噬了自己，當時的我，眼皮其實就快要闔起來了，只剩下一線縫隙大小的光芒，心中不停的想著我的家人，與我母親。

當時的我爲什麼會想著我的母親？

因爲我的母親很偉大，她以身作則，去報考大學，就是爲了鼓勵我走出去，重新面對世界，所以她在我心中是一股連邪惡也無法戰勝的正能量。

也因爲這樣，就在我車禍當下快失去意識之前，她在那一片黑暗前，給了我醒過來的力量。

我靠著那股意志力的力量，我眼前慢慢的從黑暗轉爲明亮。

3-4 從零開始——重新學走路

在經歷車禍後的一個月裡，我記憶中的影像其實大多都只有天花板，因爲我整整在床上躺了一個月。

躺了一個月後，才漸漸的有辦法坐在床邊慢慢的下床，因爲腳傷的關係，也因爲腳傷是最爲嚴重的部分，對走路失去了感覺，一開始是眞的無法形容那種感覺，那感覺就是突然間你變成了一個不會走路的人，也不知道怎麼去走路，根本毫無頭緒，所以車禍後我曾經幾度崩潰痛哭過。

從這時候開始我每天不停的練習，拄著拐杖重新學習走路，到眞正找回行走的感覺時，已經是過了三個月後了。

在這幾個月來，我曾經覺得，上天對我很不公平，爲什麼要這麼殘酷，爲什麼是我？爲什麼都是我？爲什麼別人日子總過的很順利？重複不斷的問我自己這些問題……

那撞我的那個人呢？人呢？爲何肇事逃逸一直找不到人？如此囂張？那個開車撞我的兇手有對我負起責任嗎？我其實是從這個時候開始對這社會產生怨恨感。

時不時會覺得，社會有對我負起責任過嗎？那個人呢？所謂的那個人，就是那個撞我的兇手至今依然還逍遙在法外，對，離現在已經有15年之久了，我開始怨天、怨地、怨自己、怨恨這世界，我眞的很恨，非常的恨，每天開始這樣不停的傷害自己。

而且不只是情緒上憂鬱與躁鬱這兩方面，我這幾年間還要同時間帶著這種失落情緒，去醫院配合復健，還要忍受復健時所帶來的巨大疼痛。

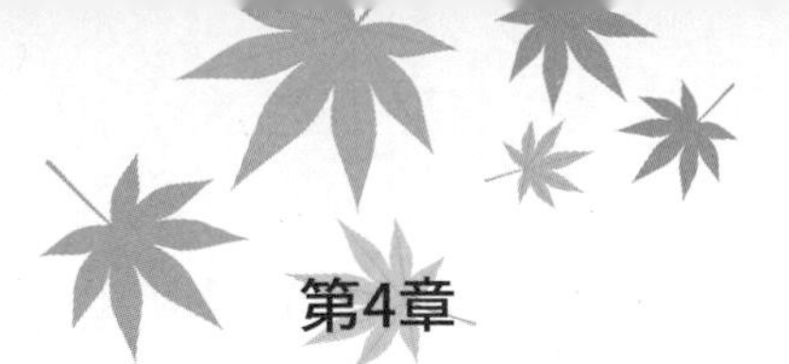

第4章
何謂強迫症？認識精神官能症

全名為「強迫性精神官能症」，又譯強迫性疾患、強迫性障礙，英文名（Obsessive-Compulsive Disorder，簡稱為OCD）。

強迫症是一種非常強大的官能精神疾病。

強迫症也被稱之為「精神之癌」。

強迫症在六道輪迴裡就是所謂的「塵勞」。

以下為強迫症的一些範例：

一天換100件衣物、一天擦地板12小時、重複洗手500次、重複開關門100次、重複洗澡，甚至也有30天整個月沒洗澡的也有，任何角度、長度、高度、大小，不管什麼形狀或物體，任何形式一定都得不計代價做到最完美，得到心中的認定解除焦慮才可以安心休息，這關卡才算過關！

非常多意想不到的驚喜、誇張的事物，但……這些都只是強迫症的冰山一角。

大家一定很納悶，怎麼會有一個月不洗澡的強迫症患者，一般強迫症患者不是都很愛乾淨嗎？（答案其實是錯的）。

因爲強迫症所帶來的長期勞累，也會讓患者無法去執行洗澡的這個動作，我自己最高紀錄就曾經7天都沒洗過澡，而且還無法突破去洗澡的那個執行動作，以上所說的這個執行洗澡動作其實也是個強迫症，對沒錯，我是個髒鬼。

然而強迫症最主要也是最痛苦的一點是，有這個精神疾病的人，他們都知道他們自己在幹什麼，是有意識的，而在有意識的狀況下執行這些事物，其實痛苦的指數是非常非常高的，明知道自己在幹嘛，明知道自己可以不用做這些多餘的事物，明知這些都是無意義的行爲，可是卻控制不了自己，沒辦法停止、去做、去想、去看、去聽。

那……以上所說的這些，在我身上全部都有。

4-1 發病的初期——搭捷運範例

捷運站的架構其實就是一個非常典型的循環例子，大家試著想像著，如果有一個強迫症患者搭乘捷運到站時想踏出車門口，卻發現自己怎麼也踏不出那一步，經過5到10秒的時間車門都要關上了還是無法下車，這時心中想說只好在搭到下一站轉回程？

如果狀況好的話下一站就能順利下車能搭上回程的車回去，但回去呢？回去又是另一個考驗、另一個突破，光是這一點其實就比鬼擋牆還要嚴重很多。

患有強迫症的病友們其實都會有這個問題，只是大家是以不同型態來呈現這一點，以我自己的狀況來說是站在擦地板的那塊抹布上面，因爲在我心中認定，除了那塊抹布以外，還沒擦的地板都是髒的、是施工尚未完成的部分，而且我可以一直站在那上面猶豫30分鐘以上，站到腿痠還是得努力堅持站下去，站到沒辦法也是得靠著意志力撐著，眞的沒辦法踏出往前離開那抹布半步。

往往一天這樣耗時下來，我清潔完家裡所有地板大概平均都要花上8小時以上，如果我在執行工作中途有任何被打斷的情形還會花上更久的時間，甚至無限輪迴一直清潔著同樣的地方，做同樣的事情。

我在還沒遇到我的恩師：湯華盛醫師之前，我每天在家無法出門一直都是這個狀態持續了很長一段時間，痛苦的是無法與人表達自己的內心感受，那種感覺幾乎就是等同於精神上殘廢了，除了這樣形容，我無法表達心裡想說的痛苦。

有時候我都覺得我自己某些時間點，或是發作起來甚至比鬼還可怕。

一個人如果沒辦法隨心所欲自由自在的去做自己想做的事情那眞的很煎熬，做什麼事情都要等待一個感覺，一個訊號才能開始去做，強迫症在執行事物時如果中途遭到打斷，例如：有個人突然從你旁邊走過去、自己的一個想法感覺上不對、一個影像、一個聲音、自己的動作不完美，甚至空氣流動中的氣味與氣流，以上這些，甚至更多，都是會導致強迫症出現重複動作行爲，這就是強迫症的「強迫性一行爲」。

然後做的要死要活拼命想維持的現況一下子就被破壞殆盡，重頭再重新做了好幾個小時或是好幾百遍，這樣的人生是沒有意義的。

4-2 紅綠燈號誌的啟示

大家是否能夠試著去想像，假如在我們生活中，突然有一天沒有了紅綠燈號誌，我們瞬間失去了一套標準的遵循方式，大家一定都很慌亂。

但是，在強迫症的世界裡，並不是只有所謂的慌亂而已，不管是號誌燈號或是一切遵循方式，在這裡面，完全都是全權掌握在強迫症的手上。

我們在日常會因爲停等紅綠燈而耗時，不管是等上數十秒或上百秒的紅燈倒數都一樣。

在強迫症的世界裡，當紅燈倒數到0秒之時，號誌燈號並不會因此馬上轉變成爲綠燈，反而是倒轉回去，並且重新讀秒，會從一百秒開始重新倒數讀秒。

4-3 治療的過程

我自己發病的初期期間，事實上是任何人說的話也聽不進去，任何意見也不會採納，只因強迫症不會相信任何人、任何事物。

但我並不會因此排斥就醫與尋求專業的治療，同時加上藥物的治療。

一開始我其實是選擇自費看心理醫生，後來才轉到一般門診持續治療。

會選擇心理治療這方式是因為時間上比較充足也比較能讓我的強迫症放下心，心中自然而然會比較安穩踏實，大腦也會有比較多的時間能夠處理與思考如何講解，並且完整的整理出內心的痛苦，與醫生溝通。

我自己本身是一個善於紀錄生活的人，所以不管是不是心理治療或是一般門診，每次要去看醫生前我自己都會把這段期間的生活，強迫症日常狀況與事件的發生，全部都紀錄下來，記錄在手機日記裡，這樣其實有利於在看診時提供很多精確的狀況給醫生做參考。

在紀錄的這部分主要還有一個最重要的一點就是，因為有了紀錄就會有資訊，能隨時方便檢視自己，這裡舉個例子，就像是有時候突然想到打開5天前的紀錄，你會發現會有些微的變化，甚至10天後、20天後去看自己20天前紀錄的內容，其實會大大發現一些問題點，或者你會發現其實你的狀況已經改變了，跟20天前有所不一樣了，有時候從這細節之中就會發現到解決的方式。

自己的疾病，自己當然有責任要負責。尤其是強迫症的症狀千變萬化，你有可能只在意一樣東西，當下可能只有一樣東西困擾著你的強迫症，我自己是藉由這個方式來漸進式找到解決的辦法，並且在一對一去嘗試，去找方法解決。

所謂的方式就是指，能夠讓你的強迫症症狀減輕，我相信光是每次少洗一次手，少做一次動作，這對強迫症患者來說都是大大的進步。

如果單純只是靠藥物去抑制強迫症，其實是很困難的。

不過藥物並非完全沒有效果，藥物一開始的效果比較明顯看不出來，但隨著病況的增減，隨著時間過去，還有與醫師共同討論病況，這才能夠確實輔助到強迫症，當藥物治療到一個階段後，也會開始變得比較勇敢，藥物會幫助我們漸漸啟動「勇敢」的能量，漸漸的會嘗試著想要開始去突破。

相信大多數的醫師都會跟你說，強迫症的治療也是治療七成，剩下的三成要靠自己努力，因爲就算是普通人，多多少少也會有強迫症的症狀，對沒錯，但是關鍵就在，在不在乎的問題。

但是我實際經歷的感覺是，強迫症的七成都得靠自己努力，而且是實實在在的七成，剩下的三成則是藥物的輔助。

回診範例參考

回診範例－01

5月19日 回診內容

（1）還是覺得累，睡不飽，睡整天起來後還是累，還是會想繼續睡。

（2）吃了新藥物，手抖沒改善。

（3）累到沒辦法洗澡，平均都要4-5天才會洗一次。

（4）心裡不平靜，睡覺做夢也是一樣，依然對往事無法釋懷，心中根本從一開始就無法完整釋懷，不想再繼續騙自己會改善，因爲傾聽自己心聲他告訴我他不要，會一直重複想到怨恨，不甘願，非常躁動與抑鬱，甚至睡到一半會用力地拍打床鋪，對床鋪拳打腳踢。

（5）夢話說到現實，那一股感覺有點像是夢遊。

回診範例－02

8月12日 回診內容

一直以來湯醫師都覺得我很棒，但其實這次我眞的不知道要跟你說什麼了。

一直以來我在你面前都是控制得很好的一位病人，但是我眞的想像不到當強迫症控制下來後我還要面臨這些無情的攻擊跟謾罵，家人每次還要干擾我回診想講的內容我這次眞的是受不了了，我想挺身而出，我想把眞正我心裡苦想講的說出來，我想做我自己。

（1）因爲強迫症控制到一個階段了，我想，我也該解決這三年來的痛苦，想做個結束因此我打了通電話給當事人，結果受到這些親戚們的歧視與話語刺激，被罵敗家子，還被罵三字經、神經病，情緒崩潰了三次。

會崩潰三次是因爲我父親回電給這些親戚們處理方式不理想（他選擇理性），因爲他太客氣了，因爲父親的姊姊們都是非常強勢而且毫無理智，我本人是強烈的認爲應當要罵回去，不能都讓他們覺得這一切都是我的問題（我其實一直都是承認我自己是有病的），因爲照我爸三次的說法都是非常輕描淡寫的敷衍，所以讓我感到非常憤怒非常生氣，毫無公道可言。

（2）曾憤怒到拿刀對著家人，不然我感覺眞的快被憋死，主要是整件事情上處理不當，我心裡覺得非常憤怒，不這麼做我無法形容我的感受，根本沒有公道可言，但其實我內心並沒有想要殺人的念頭，只是眞的被逼到沒辦法了，我不這樣做我無法宣洩我的憤怒。

因爲最讓我痛心的就是我自己也花了這麼多時間與精神在抵抗這麼強大的精神疾病，家人卻始終好像還是無感，也似乎不想替我討個公道，還要我崩潰到這種程度才願意挺身而出，然而卻還要干擾我回診的內容，叫我一定要跟醫生說我拿刀對著他們，但我想，這眞的很重要嗎？

說白的，今天如果我是眞的失去理智，是一個想殺人的人，他們根本不會有反應的機會的。

*如果今天角色互換我一定會罵回去，而且是非常嚴厲的譴責，因為我覺得今天如果是一個身為有智慧的長輩不該有這樣的舉動跟言語，也不該這樣對待患有精神疾病的人。

（3）作夢生氣有改善，但會轉爲做惡夢，然後會暴怒牽連至娃娃身上，常常睡不好會起來偷打人型娃娃。

我在事後自己心裡也很清楚，我自己也很難

受， 我覺得壓抑非常大，心中眞的過不去，
才會重複做這些事情。

（4）我現在已經想通了，我改變了想法，爲自己而活不再爲別人而想，30幾年來我一直都是先關心身邊的人說的話、做的事情，從沒先關心過自己。
我想我做的已經夠了……該是爲自己而想，愛惜自己才是最重要的。
（我其實就是個笨蛋）

回診範例重點統整

其實就是把你想對醫師說的話，以及這陣子以來的狀況記錄等等全部告訴醫師。

那，爲什麼要紀錄呢？其實就是必須先做到自我檢視，因爲隨著時間過去，我們的大腦記憶力不可能永遠狀況都那麼好，不可能隨時都知道要說什麼就信手拈來，尤其是在強迫症發病這段期間，大腦有時候不像一般那樣隨時隨地都是準備好的狀態，因爲在面對強迫症這麼強大的精神官能疾病，其實我們大腦已經承受了很大的壓力，不要說是患者自己本身了，就連一般日常生活上有時也會忘記東西，所以紀錄起來就是最好的方式，不管是手機裡，還是寫起來，用你自己覺得喜歡的方式來記錄。

4-4 藥物的治療與輔助

雖然目前強迫症沒有藥物依舊都是靠著血清素的藥物來治療，但是靠著血清素與抗焦慮的藥物可以讓我們的大腦思緒變得清晰，這也是開始整理思緒的第一步。

事實上，唯有大腦保持思緒清晰才有辦法一一解決問題，與想出好的對策，在想像的過程中解決問題的過程中邏輯上是非常有幫助的。

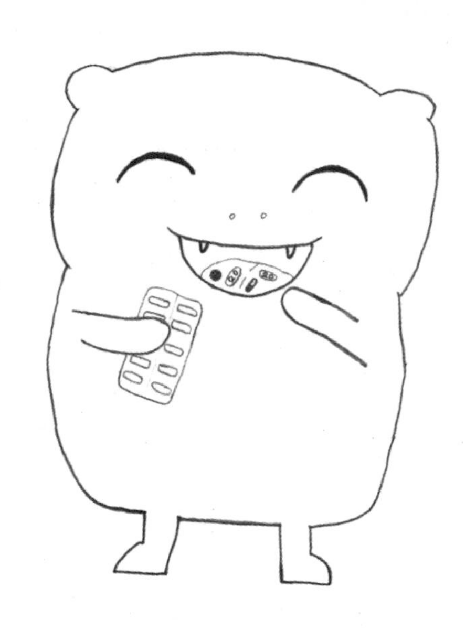

同時也會比較有利於減輕強迫症所帶來的強大壓力。

所以藥物對強迫症來講，長期奮戰下來是不可或缺的一項重要物品！

對於我自己的強迫症來講，這是一種能量的來源，也是迫迫工作時所需的食物。

那除了定期服用藥物治療之外，自己本身也要非常的努力。

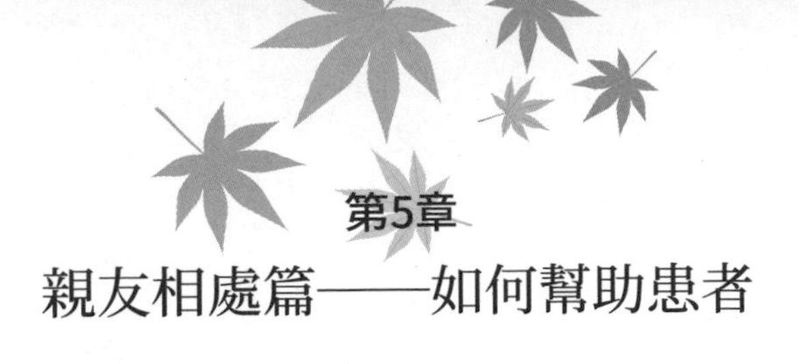

第5章
親友相處篇——如何幫助患者

其實大部分的人都不知道強迫症是什麼，也不知道患有強迫症的人其實本身是非常痛苦的，這些痛苦他們無法感受到，就算從言語之間去了解，也沒辦法感受，大多數的人聽完都只會覺得你有神經病，然後就逐漸疏遠你了。

我自己本身就有親身遇過一個這樣的案例，我嘗試著解釋給我一個朋友聽，但是朋友聽完卻從知名通訊軟體上突然人間蒸發已讀不回，到現在一個字都沒有回覆過。

強迫症不只是影響自己非常深，在自己的生活產生巨大的改變同時，不是只有自己會受到影響，別人其實也是跟著一起吸收負能量，也會時常與親友們產生衝突，同住的家人更是需要如同超人般的同理心與耐心關愛。

產生衝突的原因眞的多到數不清，其中我覺得最重要的是，先做好與患者的分流，這一點非常重要，因爲沒有這樣做的話，任誰都無法與強迫症患者一起共同生活下去。

分流大致上分爲兩項：

5-1 物質上的分流

與患者的物品上的分流，這個眞的非常的重要，因爲，尤其是一些共用的物品，共用的空間，一定要做到分流。

就是以患者本身強迫症的症狀習慣去做紀錄，還有與強迫症儀式本身會用到的物品都算在內。

患者本身在意的東西其實都要另外再買一套，我覺得這是最好的解決方法，尤其是有關係到強迫症儀式的部分要特別注意，一定要分開。

那空間分流的部分，比方說是浴室的淋浴間，我自己是覺得，有些家裡只有一間淋浴間，有些則是有兩間以上的淋浴間，因爲總是得洗澡清潔，我認爲患者的部分就是自己找一個地方當成是強迫症所認定的安全區，並且要告知家人與家人溝通。

家人的部分，就是全力去配合所謂的這個安全區，患者放在這裡面的東西都不要去動，這裡就是給患者的個人專屬空間，如果無法設立專屬空間，我的建議是可以利用一些物質，比如說是箱子類的物品，或是抽屜櫃架子，由患者自己本身決定，只要是能夠解決你強迫症的症狀，或是與家人共用之處的衝突點都是好物品，眞的要加以利用。

就算是剛買回來新的也是一樣，再累再沒力氣也是要把東西先開光，清潔到你的強迫症認同這個物品是能夠當你的安全區的，因爲這只是長期抗戰裡面的一小部分，但如果因爲這一部分做得好，強迫症本身的儀式就能減少很多步驟，焦慮也會大幅降低，後續的很多問題其實都會自然迎刃而解了。

5-2 思想上的分流

因爲強迫症是一個非常強大的精神官能症，在患者這一方面的思緒不再能套用上以前的一些觀念，也因爲這樣的關係，我們身爲陪伴的家人或朋友，不能再用以往的思想觀念去套用在上面，因爲光是用看的也是很難想像出來的，因爲畢竟我們不是患者，這對強迫症來說眞的是大忌。

這裡需要注意的是我們與患者本身的相處，不管是什麼狀態下要記得，我們沒有罹患強迫症的家人千萬不要與患者去爭論有關於強迫症儀式的話題，因爲畢竟我們一般正常人眞的無法去體會到那種痛處，也是絕對無法去了解，我們看到的其實都只是強迫症的表面而已，雖然知道患者非常辛苦，但只要適時的去陪伴，去關心就足夠，這個部分我覺得要放在觀察者的角度，就算患者只是進步了一點點，那對強迫症來說也眞的是很不得了了，這時就是要適時的給患者正向的鼓勵。

其他的眞的讓患者自己本身去體驗與訓練，因爲強迫症的儀式唯有患者自己本身才有辦法去完成，這是任何人都無法代替的。

5-3 以前的習慣與記憶都不再適用了

在發病之後，尤其像是強迫症這類型的強大精神官能疾病，其實每個人都曾經懷疑過，也問過醫生，對自己是否能再次回到正常軌道上這一點很重視，一開始都是很積極，但就是因爲太過於積極重視，造成我們心中一直抱持著非常高的期待與希望，但是一方面強迫症所帶來的傷害與儀式又讓你心裡產生很大的疑惑跟壓力。

我認爲要給強迫症這個疾病一個空間，不能一直只想著要快點好起來。

我在發病的初期間，也曾經積極想過要努力回到以往的正軌上，但是，後來我發現越是這樣去想，越是沒辦法突破，成語叫做物極必反，因爲如果要這樣去想，在一開始自己就先給自己壓力了，也沒有給強迫症一個空間。

我認爲，與其去追求回歸到正軌，也就是所謂的回歸到這幾十年來所養成的生活習慣，當然是很難辦到的，因爲以前的認知、記憶與習慣在強迫症面前都不再適用了，不如再去創造出一套新的生活習慣，去習慣並且適應新的生活模式，我相信，經過強迫症「百磨千煉萬里路」的訓練，是能夠重新再創造一次人生的。

人或許無法完全拋下過去一切，但是如果可以以逆境的力量，反轉這股力量去創造新的未來不是更好嗎？其實未來你自己想怎麼過，才是最重要的。

這感覺比較像是以強迫症的力量創造未來，而不是與強迫症共存就好，如果只選擇與疾病共存，那真的會太可惜這股力量了。

5-4 紀錄與適應

不管是什麼疾病，最主要還是需要時間先去適應，面對這麼強大的精神官能疾病，更是需要耐心，在強迫症疾病經歷的期間，要試著去做紀錄，並且去找出自己強迫症的方向，這個方向其實就是焦慮的源頭，就是你自己是爲了什麼而焦慮的？

傾聽自己疾病的想法，想做就做，不要試圖去阻止強迫症，因爲這絕對是一股阻止不了的力量，我相信透過強迫症的儀式過程不斷的來鍛鍊自己，一邊做一邊記錄下來，強迫症的儀式行爲其實經過一段時間之後會被身體適應，其實就是肌肉記憶，不過這將會是一段漫長的過渡期。

5-5 減輕強迫症的儀式行爲

那要怎麼減少強迫症的儀式行爲呢？我自己的方式是，就儘量不要變成大範圍的汙染，因爲我很在乎足跡遍佈而擴大範圍，我會越擦越大片，所以這時候就要與家人溝通，當下馬上主動告知家人別踩踏進去那個區域，儘量控制在自己想擦的範圍內，並且是一個好擦好處理的地方，這樣一方面做起儀式行爲的時候也會比較無壓迫感。

範例

我自己是害怕地板被汙染，但是焦慮的眞正源頭卻是害怕汙染擴散，因爲害怕乾淨的地方被髒的足跡再度汙染，以致整個汙染面積的擴大，所以我就得增加擦拭的範圍，其實在這裡的擦拭動作。就是我強迫症的儀式行爲。

5-6 隨機掉東西

掉東西的部分其實難免都會發生，就連我們自己本身也是會，只是說我掉東西的機率會非常小，一開始我會非常在意，但是經過與家人的溝通後，我有發現到，其實自己掉東西比起家人掉東西，相較之下我會比較沒那麼焦慮，原因是我自己掉東西的足跡我自己清楚知道，該擦哪個部分的面積我其實心裡很清楚。

那爲何家人掉東西的足跡會讓我很焦慮呢？因爲我無法得知他們去過哪裡，原因其實也是跟足跡有關係，所以在這個時候強迫症就會認定爲所有地方都是被汙染過的，我與迫迫討論過後，竟是因爲迫迫怕會汙染擴散的原因，但是對於家人的說法就是少了一份信任的感覺，因爲強迫症不會相信家人說的話，就算家人說了上百遍我只去過哪些地方並沒有汙染到全部，但強迫症不會因此採信而就此妥協，所以說信任感在這裡眞的非常重要。

如何解除當下的危機？

參與患者一部分的強迫症儀式是可以的，但是千萬不要參與儀式的全部。

以下是我自己經過多次的練習與溝通之後，我其實發現有一個方法還滿實用的。

因爲如果是家人掉的東西，又不小心去觸碰到我強迫症最敏感的界線時，這時讓家人參與擦腳的儀式其實是好的，因爲能讓我瞬間解除焦慮的狀態，又不用到雙方交惡，我覺得這是一個好方式。

我的方法就是，先用一條抹布讓家人擦乾淨腳底，然後先讓家人跨出那個區域，先行離開那個範圍，等於就是先讓家人們離開那個地方，我們再去執行所謂的強迫症儀式，就是擦地板而已，並且只有擦那個部分的地板，這過程中其實一方面會讓自己的工作量減少很多，程序上也會比較簡單，在儀式工作上做起來也比較沒有那麼有所謂的急迫壓力感，家人也可以同時自由的去做他想做的事情，原則上就是以不影響家人爲前提。

因爲利用這段時間我有徹底去抓出我強迫症的問題點，這個也是我強迫症最焦慮最重視的地方。

其實每個人的強迫症在意的點都不一樣，但是一定都有個令你最焦慮的地方，所以才會開始有強迫症的強迫思考，那強迫思考之後，就會逼你去執行那所謂的強迫症儀式。

有時候我們在執行強迫症儀式過程中，其實就會出現這些突破口，這時我們其實就要記下自己的強迫症突破口在哪。

5-7 防不勝防

有時我都覺得家人比颱風還可怕很多，家人往往可以在三秒之內就把你好不容易花了四個小時做完的強迫症儀式毀滅殆盡……這眞的比颱風還可怕。

範例

有一位果農表示他們其實都很怕颱風天，怎麼說呢，因爲颱風過後他們的農作物都會損失慘重，就連有溫室的果農都一樣，我曾經有聽過一位果農說，因爲預先知道颱風會來，所以他們趕緊花了四個小時的時間來加固溫室，結果不料颱風進來後不到半個小時，溫室還是一樣被連根拔起，整個溫室果園都毀了，他說他頓時間呆傻了站在那兒想著，我明明剛剛才在那兒辛苦的加固溫室，我人就在那裡，結果離開沒多久的時間就變成這樣，他心裡眞的很錯愕，也很無奈。

其實我們都會有個預期的心態，當然強迫症也不例外，就像經濟學的經典語錄，颱風要來預期菜價會漲價大家就會瘋搶，那就會供不應求，沒有颱風的時候當然就是供過於求，不會有瘋搶這個問題。

但其實道理都是一樣的。

5-8 讓患者自己去學習釣魚

其實身為家人，又第一次接觸到強迫症這個陌生的疾病，大家心裡面難免都會不知所措。

也不知道該怎麼去幫助患者，以我自己的經驗來說，現在的我是這麼認為，我覺得能不幫就不幫，給患者們一點自己的空間，先去摸索自己的強迫症儀式行為，因為強迫症是必需經過這段艱辛歷程洗禮後才會苦盡甘來的。

也唯有患者自己本身才有辦法達到他們心目中所想要的強迫症儀式，所以親友們千萬別著急，也不用想著要怎麼幫助患者們。

我在發病的期間其實心裡面只有一個請求，我是希望家人們不要協助我，因為我會擔心他們會被我傳染到強迫症。

另一方面我是建議家人盡量的不要成為我在執行強迫症儀式時的另一個負擔，就讓我自己去做，你們就去做各自的事情，盡量不要去影響到我就好，因為執行所謂的強迫症儀式中，有時過程中會遇到很多不順利的情況，也或者強迫症會叫你重擦一次地板，或是被聲音所影響，所以通常完成儀式之後都已經累趴了。

因爲我們就是正在過著一般普通人無法想像的生活。

在強迫症發病的過程中，我相信在身旁的親友們，光是用看的，用感受的，可能都覺得累，但這不代表就是能完全眞正體會他們當下的感受，因爲這眞的不是一般普通人能夠體會的，也不是一般普通人過的日常。

就算我們眞正了解患者這些症狀後，想達到幫助的目的，其實也無法讓患者們認同，因爲這就是他們堅持想要的境界。

所以，不必去幫助患者做任何強迫症儀式，因爲就算你學會了他所有儀式絕招，你去做了，患者也不會認同你的，他還是會重新再做一次，搞不好在做這個儀式的過程中，一個部分你做錯了還會導致整件事情搞得更糟，這些只會讓患者本身再次受到傷害，受到傷害後，患者本身還要自己花很多時間去修復這些強迫症儀式，一直到患者自己本身覺得完成了才算結束。

所以能夠適時的陪伴與鼓勵患者就是最好的方式。

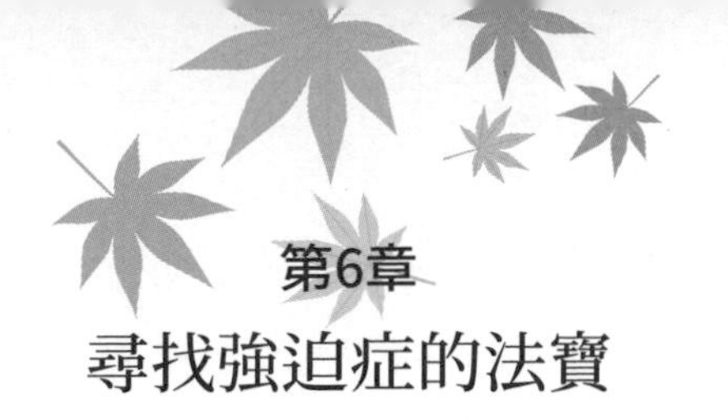

第6章
尋找強迫症的法寶

運用工具與世界上能夠被拿來利用的物質。

尋找能夠幫助到強迫症的工具。

在強迫症的世界裡，是不會相信任何人的，所以什麼事情都要自己來做。

有很多時候其實就連自己眼睛看到的、耳朵聽到的、做過的、心中想過的，也完全不相信自己已經做過或是已經做完了。

那種焦慮的感覺像是短暫的失意，但又說不上完全記不得，可是確實有做過這件事情，或是，明明已經完成了這件事情，但是又非常懷疑自己是否有漏掉了什麼。

那要如何解除這些狀態又不能有漏洞呢？還不能與強迫症有強碰的狀況發生，我自己有想過非常多的辦法，也嘗試過非常多的方法，其實就是找到與自己症狀對應的工具，能在強迫症上派上用場的東西，那，什麼叫做對應的工具呢？

其實就是可以幫你減輕掉強迫症那些繁瑣的步驟與想法，又不與你的強迫症症狀或想法強碰上。

只要能幫忙到減輕你做任何事情的工具都算是，舉幾個簡單的例子：吸塵器其實就是一種神器，但我想表達的是，不管這個器具是否爲原本它的用途都沒有關係，只要能派上用場都是好工具，可以多加利用「工具」的優點來減輕我們強迫症執行儀式時的繁瑣步驟，以及減少工作時所需要消耗的體力，尤其是要針對個人的強迫症狀況去做選擇。

爲什麼我會說吸塵器是我的神器呢？

因爲吸塵器不只是自動化更能讓我減少很多在強迫症儀式上所需要耗掉的勞力。

使用吸塵器清理地板時不但能把所有髒汙灰塵瞬間帶走，裡面有一個重點就是能減少很多與物質間的觸碰，不管是髒的物質或是乾淨的物質都一樣，只要能減少觸碰我的強迫症焦慮感就會明顯下降，那焦慮明顯下降就會使我在工作上比較有效率，原因是因爲這樣能讓大腦負擔較小，也比較能放鬆。

我在還沒有使用吸塵器之前的狀態下，我強迫症的儀式行爲就是要我自己趴跪在地上慢慢的一步一腳印去清理地上的頭髮、灰塵、髒東西，這儀式其實往往一做下來就要好幾個小時，這裡所說的好幾個小時，其實是不包含擦地板的時間的，擦地板的時間還要另外再加上去，但是往往就是因爲這樣一天耗掉好幾個小時在地板這一塊。

對於我自己本身來說能夠擦拭並且能夠水洗防水的材質這一點，是我優先的選擇，凡是要接觸到地板的物品與器具，一定要經過我的強迫症開光儀式，開光儀式清洗完畢之後才能使用在地板上。

因爲對於我自己的狀況來說：不管是什麼東西，只要會接觸到地板的，一定都是要有洗過或是能擦拭過的物品我才會（使用）在地板上面，如果是沒有洗過的話，我的最低門檻就是一定是要能夠擦拭的東西，否則我不會採用，光是這一點就能讓我輕鬆許多了，因爲仔細想想，能洗的東西其實非常多。

那吸塵器就是一個最好的例子，因爲現在很多吸塵器的配件都是能夠拔下來清洗的，就是這一點讓我覺得很安心。

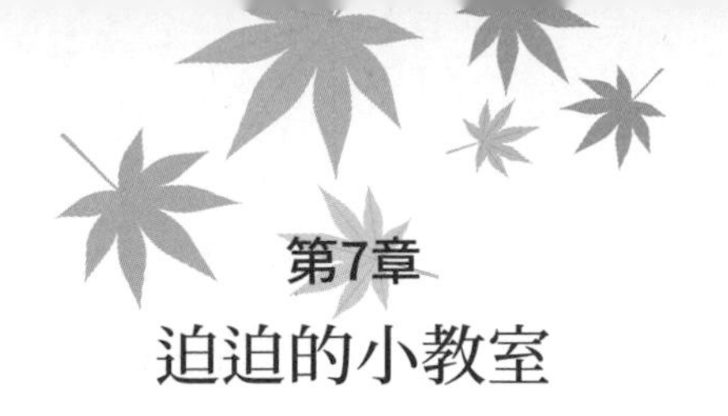

第7章
迫迫的小教室

做完一件事情的確認手勢——迫迫的確認手勢

這其實是我跟迫迫無意間發現的，時間就在看診期間的初期，從為期兩個禮拜一次的心理治療開始，到兩個月回診一次的期間，搭高鐵至台北的窗外風景有時候也會讓我靈光乍現，有一次我在高鐵月台上等車的時候無意間發現的，也就是一個確認手勢，我發現不管是台鐵跟高鐵都一樣，他們站務人員都會有一個確認的手勢，就是列車進站前後，包括在列車進站的前後的，操作完面板開關的時候也會有，就連列車上的列車長也會有這些確認的手勢。

在我個人發病這段期間，我看到這個手勢之後，心中其實有很大的想法，我在想這是否也可以用在強迫症上面，於是我就嘗試的去使用這些確認手勢。

關於這個手勢，我請教過高鐵的站務人員，他們解釋這個動作為「指差確認」，這動作始創及流行於日本，這是鐵路事業用的安全動作。

做法是在各程序中以眼望物、手指指著物件，手心並用，以達到減少人爲失誤，也可以減少強迫症所帶來的重複檢查儀式動作。

實際的測試範圍如下。

7-1 在關門時、關水龍頭、關瓦斯爐

很多人其實在關完門時都會懷疑有沒有關好，更不要說是本身患有強迫症的人了，一定是關好門之後然後就卡在門口那裡了，一直到重複檢查完畢，心裡面覺得安心才會離開。

其實整體來說我覺得這手勢是非常有效的，關完門之後，我們在做一次詳細的檢查，然後就在檢查之後，看著門鎖比一次這確認手勢，然後就轉頭直接離開，我們在這要注意的是，只做一次的確認，我們只想完成一件事情這確實是會讓自己加深印象並且一次就記住，而且比較不會猶豫。

手勢可以自行創造，或是維持一指神功也可以，選擇一個自己喜歡的方式來進行訓練。

7-2 沖完馬桶時

因爲我個人會擔心馬桶沖水時的噴濺問題，我確實有做個小小實驗過，沖馬桶10次不蓋上馬桶蓋確實裡面會有1到2次會有噴濺到地板上的問題（我每次實驗都會拍照），所以沖馬桶時還是蓋上馬桶蓋是最衛生的。

那我自己本身就是蓋上馬桶蓋沖完水之後還會檢查地板的人，所以我也是運用了這個手勢，在沖完水掀起蓋子檢查完地板之後，我會做一個確認手勢，那我就可以馬上不猶豫的去洗手了。

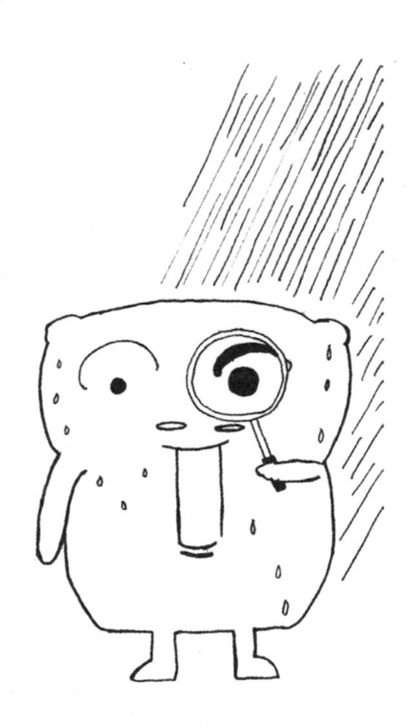

7-3 完成任何一件事情時

在完成任何一件事情時，我覺得如果在套用上這個確認手勢，真的是非常加分的。

洗完手時，關水完畢＋確認手勢。
洗完澡時，關水完畢＋確認手勢。

我們使用這個手勢之前，我們要想著，我是在（專注完成一件事情上），而不能分心。

7-4 暴露不反應法爲何會失敗的原因？

如同打坐一樣，都必需要先了解眞正的目地與意義，才能夠慢慢地放下，效果才會慢慢地出來。

我與迫迫能夠不去理會汙染到地板的物品。

例如：一張髒的衛生紙掉落到我們心愛的地板上，我只要把（掉落的軌跡）與（汙染到的足跡）範圍紀錄起來，並且繞過被汙染的範圍，就讓它繼續在地板上，只要不要靠近去撿取我就不會覺得自己也被汙染。

我能感同身受，即使只是經過並沒有實際觸碰到，但是心裡面也會覺得被汙染的感覺，針對這一點，其實經過訓練次數增加，那股感受是會漸漸變弱並且消失的。

當然一開始會想撿取並擦拭乾淨的想法是很正常的，但是訓練到最後一定會成功。

我曾經7天都沒撿起掉在地上的髒衛生紙，我變成直接繞過它（無視它），只要不去踩踏到那個小範圍，不管幾天我都能忍受，而且直到我有空閒時間再去處理它。

暴露不反應法重點參考

1. 你因爲什麼而在乎？
2. 爲什麼一定要執行？

迫迫叮嚀：我們要找出答案！

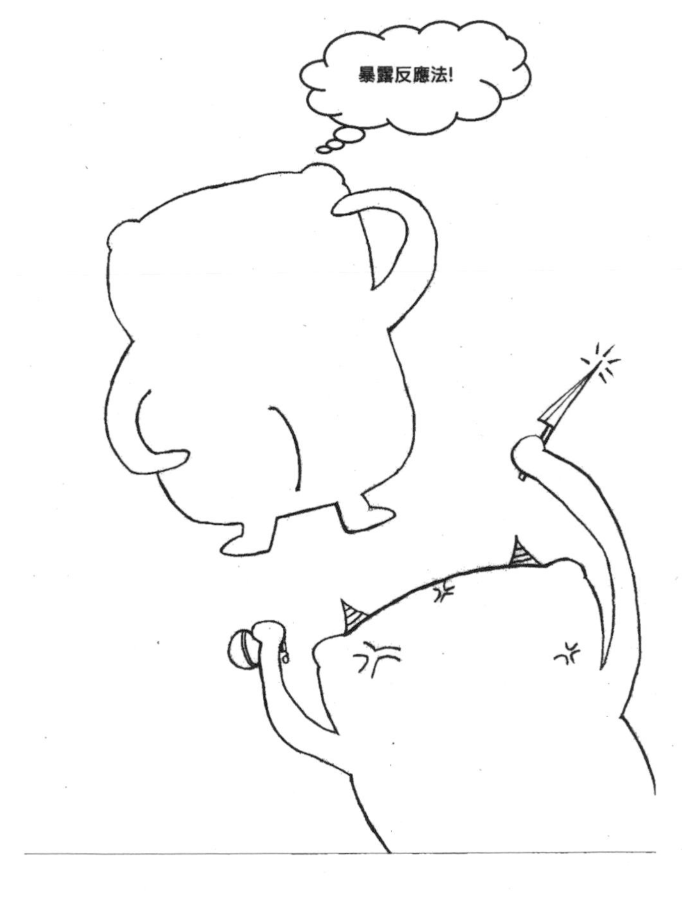

因爲迫迫反應了，所以叫做暴露反應法。

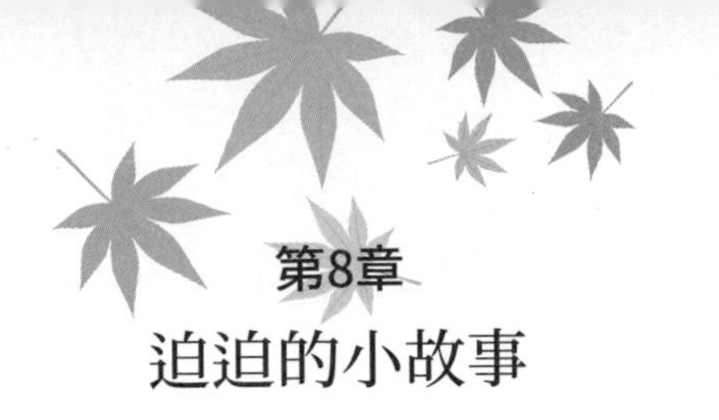

第8章 迫迫的小故事

這是我在發病這段時間裡，跟迫迫的日常與生活小故事。

8-1 迫迫小故事—01出門篇

迫迫出門一次是非常辛苦的，每次心裡都需要付出非常大的突破與驚人意志力，回家後又是更辛苦的挑戰，對迫迫來說每次出門都是一場惡夢，只要出了家門口那個界線一切都是髒的，會很恐懼，不管接觸到什麼東西觸碰到什麼，連空氣接觸也是一樣，迫迫總是想像著每次出門我就是要穿戴著全身式太空人裝備加上氣密式頭盔才會想出門，而且這對迫迫來說只是基本的防護而已，雖然迫迫意志力很強大，但還是會有狀況不好的一天，眞的很難以想像一年有365天，如果每天都要這樣過日子，有誰能夠熬得過？又熬得過幾天呢？（迫迫每次出門都是一種挑戰）

迫迫在每次出門前會習慣性重複的檢查窗戶、電器用品、瓦斯爐、插座、水龍頭這類容易令人焦慮的物品，但每次一檢查就是得花1到2個小時甚至更久，然而全部檢查完畢時眞正踏出門口鎖上家門的那瞬間迫迫又覺得應該要檢查門有沒有關好鎖好，於是迫迫還會在門前重複的檢查個10到30分鐘遲遲的不肯離去，迫迫深怕門沒關好被壞人入侵。

迫迫其實自己也知道他這些習慣觀念並沒有不好，但是爲了要檢查這些東西，迫迫必須每次出門都要提前3到4個小時做準備，所以眞正出了門後，每次都讓他感到非常的疲憊，而且出門期間也不能喝水吃東西，就算要喝水吃個小東西也要找個沒人且隱蔽的地方躲起來，那上廁所怎麼辦？其實迫迫在出門前都已經吃飽喝足上完廁所了，緊急狀況除外，否則迫迫都沒有在外面上廁所的勇氣。

通常迫迫出門是不會太久的，大概都只會有一個目的地，去辦完事情就要馬上回家。絕對不在外多逗留的迫迫其實要面臨的最大考驗才剛要開始，回家是迫迫最辛苦也是最累的時刻，回到家不但不能坐下休息，更不能進到聖地「房間與床鋪」，迫迫非常在乎衛生這一點，所以幾乎都是自己回家煮飯吃自己煮的，但迫迫是個非常聰明的善魔，他很會利用這世界上的物質。

有一天迫迫突然間就想到他自己曾經也運用了許多物品工具，最終都能讓他可以更快速更有效率的做完工作這一點，於是他就善用這個技能去找尋更多合適的工具來輔助，並改善回家之後的儀式。

8-2 迫迫小故事—02回家篇

迫迫回家後，更是辛苦，不僅沒辦法舒舒服服的馬上坐下來看電視休息，還得馬上進行一連串的環境整潔工作，每次回家後往往這樣一做下來就是好幾個小時，那迫迫在回家之後沒有洗澡之前都是非常痛苦的，會感覺全身都是細菌，尤其是頭髮與織物（衣物），都會讓迫迫覺得有細菌與病毒會隨時掉落在地板上。

但是，洗澡之前還必須做很多儀式，其實光是這一點就讓迫迫感到非常焦慮與不安。

所以經過與迫迫的商量討論後，我們認定回家後的第一件事情就是先洗澡。

可是在洗澡之前，一定要經過脫掉衣物這一關，那這一關其實又會產生迫迫的儀式行爲，因爲身上穿過的衣服與褲子，在脫的過程中就算你技術再好難免都會搞到地板，那搞到地板迫迫就不舒服了，我必須要再擦一次地板，儘管只是擦那一個小範圍，也是增加整體強迫症的工作量。

所以我們覺得這樣回一次家也是很辛苦，這就是我們回家後又與家產生的那一段距離。

但我與迫迫都不願放棄，我們還是一樣秉著意志力與探險的精神，再次去整合這所有的過程與順序，最終我們整理出了一些執行順序與找到正確的工具。

我們現在回家第一件事情就是洗手，照著迫迫洗手法，洗完手之後直接拿取乾淨的毛巾進到浴室的淋浴間裡面，這時，所有衣物直接改到淋浴間裡面脫，然後把衣物全部放進備妥在淋浴間一旁的桶子內，其實這個桶子就是法寶，它其實就是一個無孔洞的水桶。

有了這個桶子之後，我可以直接就在淋浴間裡完成以上所說的這些程序，洗完澡也可以直接提著它把衣物帶去洗衣間。

其實全部作業都在淋浴間裡完成，是一個很好的方式，從此不必再害怕髒衣物汙染反覆地去擦地板，也能快速的執行，做完洗澡這件事情。

洗完澡我就可以盡情的去休息，去觸碰家裡的任何物品，甚至可以進到我的聖地。

8-3 迫迫小故事—03迫迫的洗手法

迫迫在洗澡之前所需要的儀式就是必須要先把雙手洗乾淨，也是所謂的迫迫洗手法，這裡的洗手法不是指一直重複洗手的洗法，是我跟迫迫共創出的洗手法，而是以正確的洗手法先將雙手洗乾淨一次（在這裡我會拿一塊海綿稍微去刷一下手上的縫，類似較爲深層的洗法），然後進行沖水洗淨，再來第二次的洗手我會以雙手去搓揉洗淨，第三次洗手我會在手掌上起泡後直接清洗水龍頭的出水處與水龍頭的開關把手，這邊需要注意的地方是，我會運用左右雙手分別去執行，我會以左手上的泡沫去清洗水龍頭的出水孔，再來才是水龍頭的手把，這時右手上的泡沫其實是沒有被汙染過的，最後才是把左手上的泡沫沖掉，再以右手上乾淨的泡沫再次去清洗一次雙手，這樣便完成了迫迫的洗手法。

（雙手大拇指是清洗時最容易被遺忘的地方，也是比較不會注意到的地方，所以大拇指與指尖的部位都必須再加強搓揉）

原則上其實就是洗三次手，但是三次是以不同的方式去洗，最終的第三次還能達到讓迫迫的焦慮感大幅降低，這就是我與迫迫共同創造出來的洗手法。（依照自身的狀況，可以把次數向下慢慢調整）

8-4 迫迫小故事—04洗澡篇

迫迫在洗澡方面也是非常講究的，不只是每次洗澡都要從頭洗到腳，洗的順序也是有講究的。

一開始會從頭髮開始洗起，然後再來才是臉部，這兩個部分是位於我們身體的最高處，而頭髮其實也是最容易藏汙納垢的一個地方，至於臉部，我是從出門到回家洗完澡之前都不會去揉眼睛的，所以頭髮洗完就是輪到臉部的清潔，臉部不只是皮膚，而是包含眼溝，甚至鼻孔裡面我都會洗過。（呵呵……因爲這是迫迫規定的）

再來才是身體與下半身，當這所有部分洗完之後我還會再做一件事情，就是刷牙。

我在淋浴間裡面有一個杯子跟牙膏與牙刷，這時候就是必須清潔牙齒，等清潔玩牙齒才會再繼續洗第二輪。

我其實在洗澡這方面也是下了很多功夫去研究，究竟要怎麼洗才讓迫迫不會覺得焦慮。

在別人眼中的洗澡觀念不就是清潔身體嗎？對！

對我而言，洗澡不只是洗澡，還必須要達到淨化的效果。

其實強迫症有很多地方都跟儀式的前後順序大有關係，比如說我洗澡順序都是從頭開始洗，等於從高處洗到低處，因為利用水流的特質，因為水一定是從高處落下，低處流走，就是因為這個原理我才不會覺得在洗其他地方的時候被汙染，這個要領其實是可以套用在很多地方上面的。

只要掌握了自己的強迫症儀式前後順序，不管是完成一件事情所需的時間減少，或是降低步驟的次數減少，這些都是可以大大降低強迫症所帶來的勞累，眞的要好好想想，要好好的排列順序，因為這對強迫症洗澡時來說肯定是有非常大幫助的。

因為掌握了這些要領，我從本來一次洗澡要洗5次，瞬間降為洗3次就能完成，一直練習，直到現在我出門回家後只需要洗2次就能完成，而我在家沒有出門的時候，平常洗澡只需要洗1次。

洗澡的時間也從原來的洗一次澡要1個半小時，直到現在變成，洗一次澡只剩下20-25分鐘就能完成。

8-5 迫迫小故事—05睡眠篇

我現在每天在睡覺之前，都會叫迫迫與床上的青蛙、兔兔、娃娃們一同討論一同演個戲，演戲的內容就是討論大家等等宵夜要吃什麼，外賣要叫什麼，或者是想像著我們大家在美麗的森林中，圍繞著夜間的營火，那種溫馨的感覺。

但是眞正等到他們討論完要點餐時，或是在營火前烤好食物時，這時的我其實已經呼呼大睡了。

在這裡我其實是自己利用想像力，類似冥想的方式，躺到床上放鬆後閉上眼睛創造一個睡前故事劇情，讓迫迫與娃娃們一起參與演出這個故事，達到睡前只想著一件快樂溫馨的事，一邊想著故事劇情，一邊閉上眼睛讓身體進入放鬆狀態，其實自然而然大腦就會在不知不覺中睡著，迫迫也會跟著我們一起睡著。

我會想到用食物來創造冥想的畫面，純粹是因爲食物讓我感到很安全，很放鬆，又有溫度，很溫馨然後種類又很多，所以大腦在放鬆的狀態下，又經過食物多種類的想像，大多都只想到一半的數量後，或是營火需要加柴火的時候，我就會直接睡著了。

8-6 迫迫小故事—06打疫苗篇

從2019年開始到現在，全世界就一直遭受疫情的肆虐，全世界一直到疫苗的問世之後才稍微慢慢緩解，可是，病毒卻不斷的一直進化變種，這也讓我心裡產生了一些想法，其實那就是進化。

我從這角度發現到了一件很重要的事情，那就是病毒可以爲了延續生命而不斷的進化與突變，那爲什麼人類卻不行？

在疫情的期間，相信大家都有打疫苗的經驗，而我自己也是爲了家人，我雖然有絕對防禦，但我還是以身作則的打滿了三劑，其實我本身的強迫症是非常反對我去打疫苗的，迫迫曾經跟我鬧脾氣鬧了好幾天，他曾經問我說爲什麼要去打疫苗？打了疫苗又沒有比較厲害，我其實就已經是最強的防禦、最強的病毒剋星了，迫迫就這樣對我說。

這一點我眞的不否認迫迫的能力，就是因爲這是我最強的技能。

就算這是我們的固定日常，但我還是費了很大的心思說服迫迫，我跟他說，我們不能因爲有絕對防禦就不去打疫苗，因爲我們去打疫苗是不是防護罩能夠更上一層，我們再多一層防護罩並沒有失去什麼，而是得到更多保護的力量，而且同時也可以保護更多的人。

後來迫迫也有認同我的這個說法。

說實話，我自從有了迫迫之後，我眞的不曾生病過，我也不怕因爲說了這類的話，就會馬上生病，我不相信這些的，因爲我相信我自己，我是眞的是打從心底認定迫迫的絕對防禦的。

會讓我想去打疫苗是因爲，我想保護家人的一份心，迫迫也想保護家人，有迫迫在其實就是最強的防護，在疫情期間，不管是出門採買還是什麼，有迫迫在我就不會感到害怕與焦慮。

8-7 迫迫小故事—07搭車篇

當時2019年5月初疫情大爆發的時候，我要上台北回診，因爲我有拿藥的需求，沒吃藥的話迫迫很有可能就會乾掉，所以我5月19日當天還是帶了迫迫搭了高鐵北上，一上車我就看到了一個景象，就是整個車廂空蕩蕩無人，眞的只有我一個人要北上，我有把當初空蕩蕩的車廂整個拍下來。

到了台北在等捷運的時候，我旁邊站了個阿姨，她一副很焦慮害怕的樣子，在那邊左看右看，還對著我看很久，這時心裡的我在想著，她是不是把我當成怪人了？似乎很怕太靠近我，我心想，就算你想保持距離也不必那樣看著我，我只是覺得她用打量的眼神看著我，好像是在懷疑我就是細菌人的那種感覺，讓我心中覺得好想告訴她，阿姨其實妳可以放輕鬆一點的，不用那麼害怕的，因爲我比你更害怕，因爲我家迫迫本來就快要受不了，正準備打算要把我拎走呢！

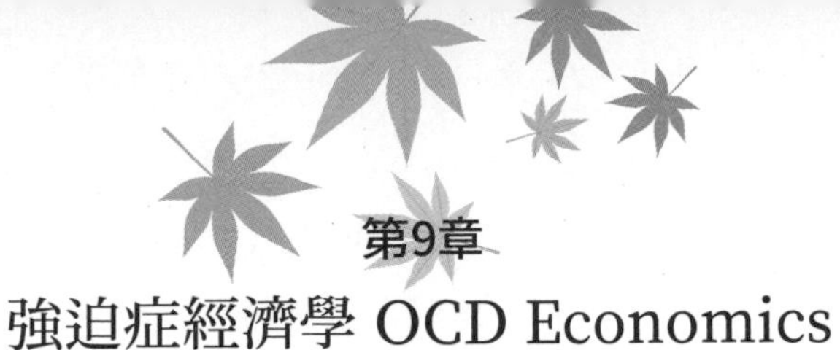

第9章
強迫症經濟學 OCD Economics

這個世界本身並沒有錯！

地球本來就是很美麗的，錯是在於我們個人！生任何病都是自己的責任！好比說強迫症其實有些症狀會產生一些不必要的浪費。

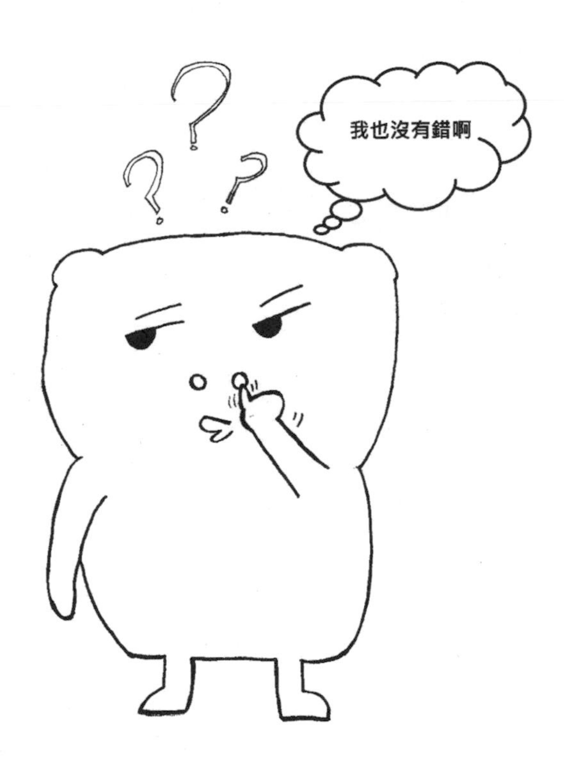

「歷覽前賢國與家，成由勤儉敗由奢。」

勤儉看似小事，但卻關係到一個人，乃至一個國家的命運。

人無儉不立，家無儉不旺，社稷無儉必敗，而國家無儉，則必亡。

司馬光有一句話說得非常好

「衆人皆以奢靡爲榮，吾心獨以儉素爲美。」

這是低調的節制，也是我在強迫症這段疾病的體悟中所習得的「謙虛」美德，這正是強迫症經濟學這篇章的核心精神。

「強迫症經濟學」範例攻略如下。

9-1 經濟學範例—01能源上產生的浪費

這對於強迫症患者來說，是一個非常難辦到的事情，因爲我們常常會因爲要開一個門就浪費一張衛生紙或濕紙巾之類的物品，或是一次洗20次手、一天洗5次澡、或者是從頭到腳，一整套的儀式洗澡方式可能要洗上5次，我自己本身就覺得這是一種對地球能源上的浪費，可是如果沒有這樣，對強迫症又交代不過去，這一點也讓我困擾許久，其實我相信每個強迫症病友也都對這一點很在意，並且有想要改善其問題，我們其實也不想浪費這些能源的。

如果強迫症的儀式一發不可收拾，那就一次六發吧。以量取勝，這就是經濟學裡面供過於求的概念，剛開始接觸到強迫症的儀式時，我也覺得很累，只要執行所謂的強迫症儀式後，通常都是一路做到底爲止，中途如果要中斷要離開可能會讓自己更勞累。所以，當我擦地板的時候，我在做儀式之前，都會備妥我所需要的東西，寧願多，也不要少。

（例如：一次準備6條抹布，直到儀式結束時，再一次洗乾淨晾乾）

其實這樣做的話，比起一次只有使用一條抹布在執行時，在執行儀式的過程中，也會加快很多速度。

我與迫迫每天都會尋找許多工具，甚至連洗乾淨的牙膏蓋子都能拿來充當爲工具再加以利用，誰說強迫症不能很環保的？

這是我跟迫迫這段期間所發現的強迫症經濟學。

9-2 經濟學範例—02電燈開關

很多強迫症病友是既害怕又絕對無法去觸碰某些東西的，我自己也不例外，比如說：電燈的開關（含全部電器）、遙控器、門的手把……等等許多物品，都是需要透過一張衛生紙或濕紙巾墊著去開啟與關閉。

爲什麼是這類的物品，原因很簡單，其實也是跟足跡有大大關聯，因爲這些物品是與家人或者是別人共同使用的！因爲不知道誰誰誰摸過，哪時摸過，哪時擦過，這在我跟迫迫的心裡就會產生疑惑，所以這一類我與迫迫都會歸納並且視爲「一律被摸過」，使用前我們都會爲了確保衛生，拿一張衛生紙墊在上面，可是往往在每天這樣生活下來，遙控器上面就會產生出厚厚的一疊衛生紙來，我與迫迫其實都很不想這個樣子，於是呢我跟迫迫共同想出來的法寶就是「用完的牙膏蓋子」，髒了既可以洗又可以重複使用又不易壞，所以用完的牙膏先別急著丟掉，我們可以把它的蓋子取下來當成是一種器具，既環保又實用又能讓強迫症安穩，且不用多花半毛錢去買不是很好嗎？

牙膏的蓋子優點就是既平穩隨便放在桌子上又不會亂掉，但是重點是，必須要與家人溝通過後，家人不要去碰那個蓋子，做到與患者的物品分流後便可用很久。

那開門的話同樣也有法寶，我是用一個某知名大廠的牆壁掛勾加上一塊洗乾淨並且晾乾後的小抹布解決的，會選擇這個組合的原因跟方式都與上面提到的環保實用有關，重點是這些東西都是可以更換的，而且成本也不高，更不用每次開個門就用掉一張衛生紙，而且衛生紙有一個小缺點就是會破，當衛生紙破掉去摸到門把的時候，迫迫就會發狂，所以說爲了改善這個問題我才選擇小抹布，千萬別小看一塊小抹布所帶來的CP值，小抹布髒了也可以洗乾淨再晾乾，而且可以應付很多種門把角度的。

所以其實說到這裡，強迫症也有所回饋不是嗎？因爲迫迫也很棒啊，幫忙一起想出很多點子啊！

9-3 經濟學範例—03出門與回家

我自己本身出一次門是很辛苦的，回家更是辛苦，那種焦慮與惶恐的感覺總是壓的我喘不過氣來，更是讓出門這原本是一件輕鬆快樂的事情變得很複雜。

因爲其實我們家的門口沒有所謂的落塵區可以放鞋子，那出門總得要穿鞋吧，不管是什麼鞋對我來說不是最大的困難點，困難點是在於，怎麼把鞋子拿到門口而不會覺得有鞋底的灰塵或髒東西從空氣中掉落到地上。

於是，我就找迫迫討論商量，起初我是以每出一次門拿一次鞋子就擦一次地板來解決這個問題，因爲總不能說把玄關門口打掉重蓋吧，這需要花很多錢的……，但是日子久了後我發現這樣其實很麻煩又要增加我日常的工作量，等於說我每天也會洗更多東西，手能承受的量能又會超過，於是我又找迫迫討論了許多法寶，是不是可以試試看，經過迫迫的同意後我們就以「擇日不如撞日」的精神來迅速執行看看，因爲我們深知強迫症不管是突破點或行動力與執行力一直是處於最弱的地方。

這時的迫迫靠近了我的耳朵跟我偷說了一句，那就要更飛快的執行，頓時我突然有了一個很好的想法，那就是原始的舊方式加上新的方式一起執行，在我還沒想到新方式之前，其實我都是需要一塊可以擦地板的濕抹布，我才能放下心出門的人，那既然爲了要執行新的方式，我就一樣也是沿用了舊方式，先在門口旁放了一塊擰乾的濕抹布，等於給迫迫還有一道回去的最終防線，萬一失敗了我還可以馬上挽救。

接著當所有安全措施都安頓好之後，我們就直接把新法寶拿出來，直接到門口就馬上試用了，我們的新法寶就是能裝得下一雙鞋子的塑膠盆子，於是呢我就把鞋子從鞋櫃取出並且放到這容器內，然後直接拿向門口的地板上方把鞋子取出擺放到地上，迫迫突然大讚這眞是個好方法！並且也認同這作法，馬上就蓋章核准了這項產品……。

在以上的這整個故事理念裡其實就是花些小錢就能讓自己能夠出門變快速而且不猶豫這一點是無價的。

從那之後我鞋櫃裡的每一雙鞋子，就都有一個這個容器把鞋子裝著，以後出門就是直接端著這容器與鞋子到門口再把鞋子取出放到地上。

這整個出門的過程眞的大大的縮短了很多時間，並且不會讓迫迫對於這一點感到焦慮不安。

9-4 經濟學範例—04維修自學

在生病這段期間裡，事實上我們家中都是完全不對外開放的，就算是親戚朋友要來我們家拜訪也不能，所以只剩下同住親人可以進出家中。

但是同住家人進出家中也必須洗手洗腳，我就是因為強迫症這一點而無法接受外人進到我家來，所以家中很多東西壞了我也不求人，我全部都是一個人DIY一手包辦。

其實現在資訊這麼透明化方便的時代，很多東西不一定要請人來家裡修，除非你眞的是整台機器壞了，眞的無法排除的障礙之外，除此之外我都是自己動手修繕，裡面包含：水電修繕、房屋修繕、電腦維修與組裝等等……。

可以說是十八般武藝樣樣都學到會，水電也不只是一般的水電，我連電路都有仔細研究過，因為說到電，就要講究安全施工第一爲主。

我因爲迫迫的關係，無師自通也學到很多知識，現在什麼東西都是自己修，到最後眞的用不好的話，再去尋求專業，不過基本上學到現在我可以說是靠自己就可以排除並完成很多事情了。

9-5 經濟學範例—05飲食餐具篇

就算是每天經歷強迫症這麼大的精神壓力，雖然一天三餐沒有像生活規律時這麼按時按點按量去吃，但人總是得吃東西，才有辦法得到能量繼續支撐下去。

但對我來說，不管是要自己煮什麼料理，或是直接買現成的回來吃，對患病初期的我來說，這也是一段很煎熬的時期。

明明美味佳餚就在你面前，可是卻不能馬上坐下來直接好好享受食物，我都必需先做好一連串的防護措施，例如：要先準備好要吃的東西與吃完要擦地板的抹布，才有辦法讓自己安穩的坐下來吃，爲什麼會如此複雜呢，原因就是跟我的強迫症症狀有關係。

我在吃任何東西之前，我會依照物體的大小長度去選擇適合的盤子墊在底下（咖啡杯與咖啡盤子組合在一起的概念）。

加上，因爲我習慣不管是吃任何東西都以碗盤來盛裝，就連餅乾零食類也是一樣，就算有外包裝或是免洗餐盒餐碗之類的我也是都倒出來，不管是什麼東西我都會倒出來裝在我專屬的大碗裡面，或者是乾淨的盤子上，用湯匙或其他餐具食用。

但是在這準備的過程中，往往是讓我花費最多時間的，因爲強迫症的關係無法一次一雙手完全都沒有洗半次就把這所有程序做完，強迫症是必需漸進式的去完成，在弄食物之前必須先洗手然後準備好擦地板的乾淨抹布，然後才是開始弄食物，等到弄完食物直到擺放好之後還要再一次洗手，才有辦法去拿取餐具。

當然我拿取餐具的方式也是很有學問的，先以湯匙來說應該算是我最會用的餐具，我拿湯匙是用一雙乾淨的筷子去夾取的，而不是直接用手去觸碰我要的那支湯匙，因爲不管是誰都一樣，要去拿湯匙之前偶爾都會不小心又去碰觸到其他地方，這時，你的手上其實又被汙染了，在這裡迫迫其實是很在意的，因爲畢竟吃進我們肚子裡的東西也要符合衛生。

在我還沒有罹患強迫症之前，其實我也都不會注意到這些小細節，我也是都髒髒吃，髒髒過，有時甚至手也沒洗，直接用手拿著食物就吃了。（可是這對現在的我來說根本不可能）

但是，自從有了強迫症之後，我也無法反駁迫迫的衛生觀念實在很好，也因爲這樣的衛生觀念是非常好的我也非常認同，於是呢……我就跟迫迫又研究了很多方式，該怎麼減少步驟且又安全衛生，同時迫迫又能安心的方式。

那絕招就是分段，手拿餐具的地方，湯匙的前端、中端、後端，筷子也是同樣的道理，因爲當我每次不小心去摸到湯匙的前端，也就是直接接觸到食物的那一端，那支湯匙我就不會使用了，我會換另一支沒用過乾淨的。

因爲其實我們嘴巴會直接接觸到的面就是那裡了，所以不管任何的餐具，只要那端被觸碰到我就會換掉或是直接就重洗了。

由於這幾年疫情的關係，我更加重視這些衛生觀念，現在就算是從外面買回來的外食，我全部也都會換成家裡的碗盤，然後放進電鍋裡去蒸一下，這樣其實不只是自己吃了安心，也較有保障。

能夠不生病、不染疫就是已經節省掉很多地球能源的消耗。

9-6 經濟學範例—06是房間還是聖地？

這其實不是強迫症的人才有的專利，有很多人也會對這個空間有潔癖。

但其實強迫症的潔癖更是誇張到極致，就拿我自己的房間來說，我的房間就是個聖地，一定要洗澡才能進我的房間，沒有洗澡不能夠碰我房間任何的東西，就算忙完了一整天，又好不容易洗完了澡，終於可以躺到床上放輕鬆的睡覺了。

對於發病初期，是眞的，但是不久後我發現其實這才剛是惡夢的開始，因爲有時半夜會需要起來上廁所，有時又會肚子餓，那這時就會離開我的床鋪，但迫迫認定只要離開了床鋪這個區域，我就必須要再洗一次澡，再換一次衣物才能再次躺到我自己房間的床上，那可想而知，這裡就是強迫症最累的地方，也是最無法跨越的那一條線。

在我發病的初期還可以每天這樣去執行，但是久了眞的會身、心、靈俱疲，到最後我都跑去另一間房間睡，就是當髒髒睡的地方，或是直接就在客廳睡著了，就算是冬天天氣冷也不例外，寧願睡在客廳也不回自己的房間床上睡。

這就是強迫症限制自我與床鋪遙遠的那段距離，這個其實是會慢慢越離越遠的，而且強迫症帶來的狀況又千變萬化，患者眞的本身的身體也會因時間與工作的分量，變得越來越虛弱。（這裡指的是強迫症所帶來的工作量）

起初一開始我就跟迫迫商量好，爲了不讓迫迫感受到不舒服，我無力洗澡的時候，就睡在另一間房間，等隔天有力氣洗澡再回去迫迫的家，等於我雖然身在同一個屋簷下，卻有兩個我必需要回去的地方。

這個狀況其實持續了很長一段時間，大概有2年之久，直到我與迫迫再次討論，因爲我也眞的很想解決這個問題，但又不能與迫迫的那條界線衝突到。

於是我就用一條乾淨洗過曬乾的棉被幫迫迫蓋了一間小屋子，讓他定居在那裡面，那個角落就是他的專屬地盤。

在我們達成這個協議之前，我也有答應過迫迫，我不是因爲要自己能夠方便回房間睡覺才叫你去住在那裡，而是我們之間都應該要有一個自由可以放鬆的空間。

我相信這是一件很多有強迫症的人都無法做到的事情，也是絕對不會去做的事情，但我與迫迫就是做了……其實只要不讓迫迫感到不安，我都會盡心盡力去做到好，直到試驗成功。

那怎麼解決的呢，還是得回歸到工具篇，在找尋對應合適的工具與器具，這次就是要拜託洗衣機幫忙了。

從那天起開始，我與迫迫就制定了一項規定，只要我不出門，要回房間床上都可以，但是要換一套乾淨的衣服，當然一開始迫迫覺得光是換一套衣服還不夠讓他心安，所以呢我又加上乾淨的濕毛巾，在每次換完衣物時我都會再用一條濕毛巾擦拭過頭、手、腳，這樣一來迫迫的焦慮就全部都解除了，我也終於可以不用爲了隨時要上一次廁所，或者是肚子突然餓了嘴饞想吃個東西，離開了房間而煩惱再次洗澡的問題。才能進我的房間躺我的床而焦慮煩惱，只是以簡單又輕鬆的方式就改變這些事情，讓我順利進到我的房間與使用自己的床鋪。

但前提必須是在我沒出門的狀況下，如果出了門回來第一件事情就是一定得先洗澡，洗澡完才能去碰房間裡的物品。

這裡想表達的，其實就是能夠進到我的房間，就是給我最大的動力，也能讓我慢慢的去恢復體力與精神，因爲那畢竟是我休息的地方。

而且每天也才多洗一套衣物加上一條毛巾而已，就能帶來這麼大的突破，這真的很值得。

9-7 經濟學範例—07設置安全區

在面對我這個算是全方位的強迫症來說，設置個人的安全區也是一個很重要的事項。

設置這個安全區的目的，其實就是要解決與家人間共用空間重疊的時候，因爲總不能因爲自己的強迫症就叫家人全程配合你的習慣，甚至不讓家人使用浴室吧？

例如：客廳的桌子、餐廳的桌子，浴室的換洗物品架上這類的共用區。

爲了不浪費一直洗東西或是擦拭東西所耗費的水資源與清潔劑這是我想出來的一個策略，並且我個人有實際執行在使用。

還記得親友相處章節裡提到的物品分流嗎？這裡其實就是運用了物品分流的一個小技巧來讓我的強迫症在家中走到哪都不受限制。

技巧就是必須在你常常出沒的地點放置一塊乾淨的布或毛巾，爲何我會選擇毛巾？因爲可以與其他的毛巾換洗，在某些區域上鋪上這塊所謂的布或是毛巾就是爲了達到安全區的定義，然後再與家人先行溝通好，這塊布上面就是我的所謂安全區域，除了患者本身之外，其他人都不要去動上面的東西。

這塊布上面就可以放我的個人茶杯或是手機或是一些你認爲別人不能觸碰到的物品，這塊布可以放在客廳的桌上也或者是其他的地方。

起初一開始會想到這個點子的原因是因爲我的手機，因爲我不喜歡一直重複擦拭手機往來的兩個地點，所以才想到這個點子，沒想到最後竟然運用在很多東西上面，不管是我房間的桌子上，廁所淋浴間裡面，還是床頭櫃子上，這些常常會出沒的地點都可以設置。

以我房間桌上的那一個安全區爲範例A區來說，我人要到客廳的話，那手機必定會放置到客廳的範例B區，那如果要從B區再一次回到A區的話，這個過程我只需要移動我的手機就好，我就不必兩邊桌面都擦過才能放，而且放在安全區的範圍內我也不會覺得被汙染這一點是讓我最能放鬆的。

按照以上的範例方式，不管是不是手機這個物品都能夠套用上去的，同時間都能從A區直接跨區到B或是C區，都是可以的，因爲這些都是自己的專屬安全區，我相信經過與家人的溝通後別人不會沒事跑去動的，這其實也是強迫症患者跟家人建立信任關係的第一步。

《孝經》曰：

「在上不驕，高而不危；制節謹度，滿而不溢。

高而不危，所以長守貴也。

滿而不溢，所以長守富也。

富貴不離其身，然後能保其社稷，而和其民人。」

這裡所說的「社稷」，我想表達的是強迫症的謙虛，「而和其民人」是令強迫症能夠與他人和睦相處。

強迫症親臨教誨，令我沒齒難忘，所以說，強迫症真的是使我獲益匪淺啊！

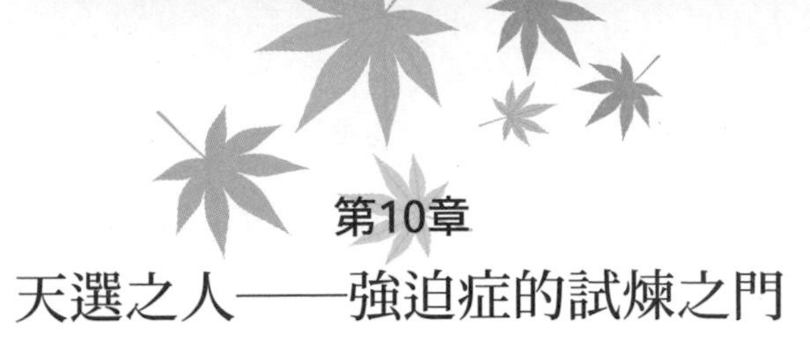

第10章

天選之人——強迫症的試煉之門

出於孟子一句非常有名的話：

「故天將降大任於斯人也，必先苦其心志，勞其筋骨，餓其體膚，空乏其身」。

所以上天將要降落重大責任在這樣的人身上，一定要先使他的內心痛苦，使他的筋骨勞累。

這正是強迫症的「百磨千煉萬里路」。

我看過網路一些影片與資料後，我認爲所謂的「天選之人」，那也得要你自己先選擇自己，認同自己是，那才是天選之人。

大部分的人會形容自己的一生只是路過人間而已，可是我眞的很想說，我這一生是一條成佛之路，雖然我沒辦法選擇不生病，但是我認爲還可以選擇創造，就是上天給我的最大力量，所以自從罹患強迫症以來我就一直很努力的想保持著正向的力量。

人算不如天算，人生的車站走走停停，逆境還是會一直出現在你面前阻擋你的路，當然強迫症的狀況也一樣，沒有例外，不會一直是穩定的，強迫症其實是會一直起起伏伏、忽高忽低大起大落。

強迫症的時好時壞就要靠自己這段時間以來的鍛鍊才得以解決。

這其實就是強迫症的試煉之門。

這也是與強迫症的共鳴試煉。

習慣並融合到新的生活方式，善用彼此間的啟發。

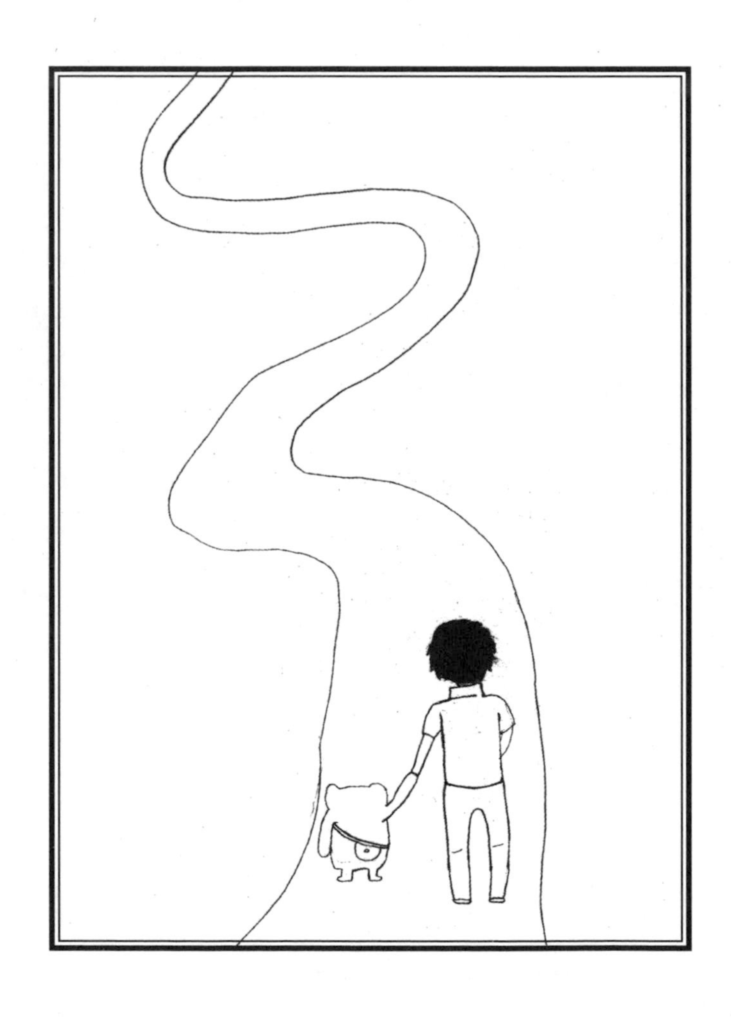

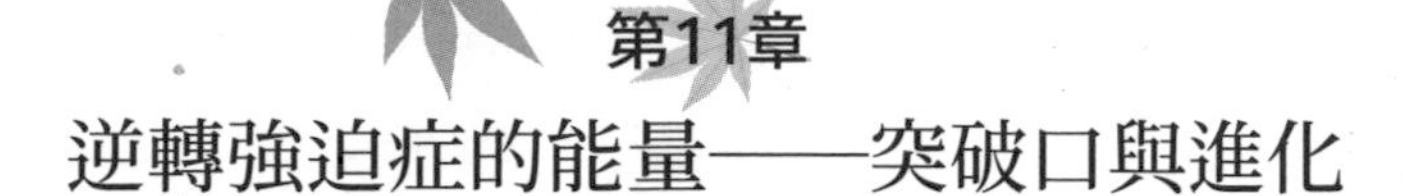

第11章
逆轉強迫症的能量——突破口與進化

我一直覺得很奇怪，爲什麼焦慮與恐懼會一直存在我們內心刻劃在心底最深處，但爲何永遠不會是快樂的事情一直存在我們內心呢？

感覺似乎快樂都是短暫的？

以下這句話是我和迫迫結識之後慢慢體會出來的，「強迫症最殘暴之處便是強迫症最可愛之處」。

例如：因爲自己走路怪怪的，跳來跳去，走路總是閃避著許多東西的自己。

以旁觀者的角度看著自己重複一直做著那些做不完的事情時，其實有時想起來也覺得挺好笑的，這就是強迫症的可愛之處。

強迫症的精神意志，與孔子（聖人）所堅持的精神是一樣的！

聖人的精神與堅定毅力就是如此，蘿蔔、青菜、豆腐也需切得漂亮與方正。

也因爲孔子有一句非常有名的話，就叫做「顏回不貳過」，這個精神就像是面鏡子提醒著我。

認眞想過，在強迫症的世界裡是不容許犯半點錯誤或一直重來的，這兩項就是增加勞累，這兩項也是在強迫症的世界裡，扮演著非常大的角色，是一個絕對無法突破的界線。

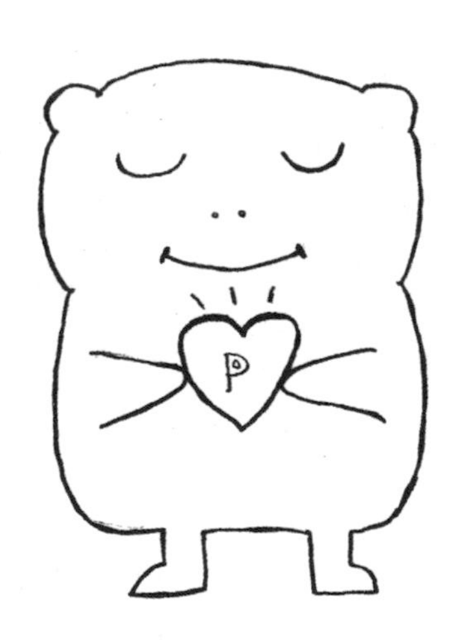

自從發病這段時間以來，在經過強迫症的「百磨千煉萬里路」這試煉之門的洗禮後，我一直都在想，其實這就是最正向的能量。

迫迫有一天看到我累趴倒在地上，突然間迫迫跟我講了一句話使用我的力量吧，迫迫說：「哥哥如果累的話可以儘管使用我的力量。」就在這一句話說完的瞬間，我恍然大悟，如果把強迫症的力量優點全部留下來，把強迫症的劣處更新後，如果只發揮強迫症留下的優點，藉由這一點去套用上任何事物，那其實會是一股我們都想像不到的強大力量，這股力量其實也足以扭轉整個病況，到了現在我真的深深感受的到強迫症正在以驚人的力量幫助我，我認爲這正是強迫症的突破口。

再美再多的故事，終究都只是別人的故事，藉由強迫症的啟發就是要相信自己，怎麼去攻略自己的人生關卡，這就跟打遊戲的破關勝利一樣道理，你擁有的技能越多當然是越好，當每樣技能都練到極限，面對人生逆境時每樣都拿出來使用，我相信憑著這股力量，很快就能戰勝逆境，這些技能也唯有在自己手上才能發揮其技能的效果與作用。

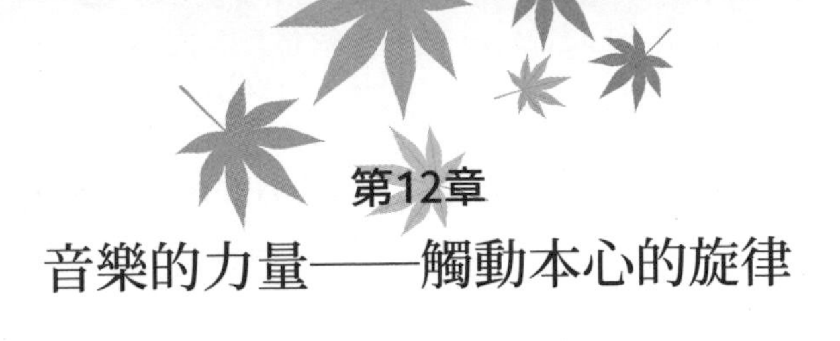

第12章
音樂的力量——觸動本心的旋律

我其實一直是懷有著當歌手夢想的，因爲我就是很愛唱歌，對唱歌很有熱情，與其說這是我的興趣之一也是我生命的一部分，我對我自己的歌聲是非常有信心的，我也一直都沒有放棄過音樂的夢想，在我發病的這段期間，疾病的時好時壞，我就是靠著音樂的力量來控制輔助的，不管心情好或者是心情差的時候，我都會聽音樂、唱歌。

聽著音樂的旋律，看著歌詞與MV的故事劇情，藉著觀賞的期間，心裡就會與音樂產生共鳴，自會帶來一股力量。

其實迫迫也是很喜歡音樂的，迫迫很喜歡聽我唱歌，每次只要我一唱歌，迫迫就會很開心。

這部作品其實也是誕生於音樂的力量之中，我在每次寫作之前，都會先放音樂再加上祈禱的儀式，在這之後我才會開始創作，靠著音樂的旋律力量，會使我勇敢，讓我頭腦清晰，同時也會觸動我的感性。

我建議如果想放鬆心情的話，那就要聽只有樂器與旋律的音樂，因爲這才是發自本心在聆聽在感受，如果是選擇有歌詞或人聲的音樂，那就會比較偏向意識心的方面。

音樂在我的人生中總是扮演著一個很重要的角色，音樂也是一個能夠讓我開啟本心來聆聽，也是在我人生需要之時一個不可或缺的力量來源。

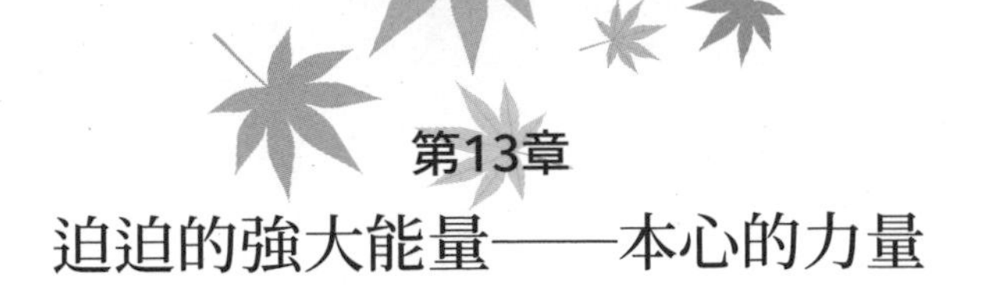

第13章
迫迫的強大能量——本心的力量

強迫症的巨大能量是必須經過強迫症的「百磨千煉萬里路」試煉後，才有辦法激發出強迫症真正潛力的。

這並不是所謂的熟能生巧與勤能補拙而已，熟能生巧與勤能補拙在這股力量中只是佔據了一小部分，但這兩個重點卻是強迫症裡最基本且必需具備的能力而已。

那我什麼時候會使用到迫迫的力量？答案是任何時候都可以，對於現階段的我來說其實就像開啟開關跟關起開關這個模式一樣開關自如，隨時想開就開想關就關。

我現在隨時都可以用得上，例如在唱歌的時候會用到，在寫文章時也會用到，在畫圖的時候會用到，或者是在執行強迫症的儀式中，不管是在創作的過程中或是執行工作的過程中，如果本心覺得是快樂的，你的身體自然也不會覺得會累，做完反而也會非常有成就感，在做任何事的過程中就會產生自信，那自信心自然就會賦予你成就。

範例分享。

13-1 意識心的範例

意識心就跟唱歌的時候某些原理技巧是一樣的，什麼時候同時投入70%的眞音加上30%的假音，包含我們生活日常中所充斥著非常多的想法，其實我們在現實生活中有百分之90%都是源自於意識心在解讀，所以說，在現實生活中時時刻刻都離不開意識心，那強迫症的儀式行爲也是我們的意識心所延伸出來的呈現而已。

13-2 本心的範例

本心就是人們生理上的自然反應。

例如：我現在肚子餓了就會想去找食物來塡飽肚子（會想吃東西），我現在累了就會想立刻去床上躺著休息（會想休息），那以上所敍述的迫迫的力量卽是本心。

使用迫迫的力量能夠馬上讓我回到自己的床上睡覺，使用迫迫的力量能夠馬上讓我把強迫症儀式馬上關掉，隨時想休息就休息，或是以飛快的速度擦光了所有地板，擦光了所有桌子，完成了任何一件事情之後而不會在意，而是自然的反應。

我自己也是經過強迫症的訓練之後得到啟發，原本要耗時3小時的工作儀式，但以現階段的我來執行的話，這份工作儀式最終只會以3分鐘來完成來呈現，而做完的過程中，心裡上不覺得必需要檢視與在意潔淨度的問題，因爲我就曾經仔細地實驗過，做了3分鐘的潔淨度與做了3小時的潔淨度是一模一樣的，以上我是以迫迫強大的洞察能力最嚴格的標準來檢視的，不但沒有失去原本強迫症的優點，也就是迫迫的絕對防禦，反而還讓我進化了。

這才驚覺發現到，我已經被訓練到擁有如此快速與如此精細的能力之後，讓我深深感受到了迫迫的力量是如此之強大，那如果再以這股力量去套用上其他事物呢？

我認為那將會是一股非常強大的力量。

我現在就是能夠隨時隨地自然的使用著迫迫的力量，不管是洗澡還是擦地板，或是任何事物，在執行所謂的強迫症儀式時我也都是使用迫迫的力量來完成。

不管地板擦的乾不乾淨，身體洗的是不是覺得乾淨，都不再是問題了，我關心的「只是完成一件事情」，而不是在乎完成度百分之幾的問題，因為我已經被迫迫訓練到無比精準了。假使如果還會在意其過程中的完成度百分之70%、80%、90%，那就已經退回到了經由意識心在控制，而不是出自於本心。

但是如果退回到意識心的控制，也不要因此而灰心，因為我們要更加努力的練習、磨練，就像強迫症的「百磨千煉萬里路」精神一樣，都只是一個過程，我相信到最後一定會開啟力量發出光芒的。

「佛門一粒米，大如須彌山。」

我雖然不是出家人，但我願意為眾生種下福田，我想這就是我來到世上的意義與任務。

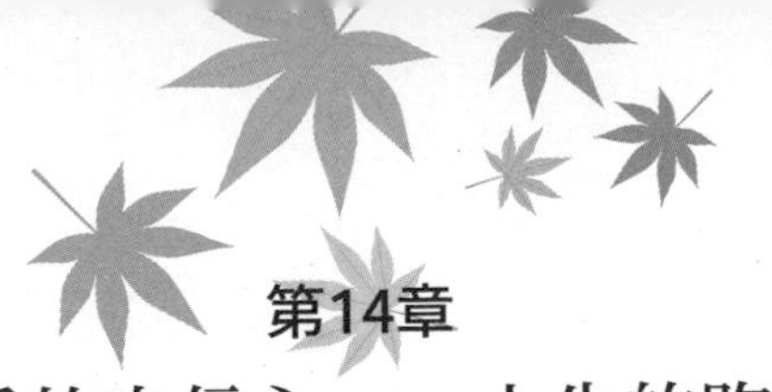

第14章

神射手的自信心——人生的跑馬燈

一名神射手在他人生中最低潮時，最沒有信心時，放下了他最強的那把武器，也就是「自信心」。

曾經以爲時間能夠淡化一切，就像濁水中的汙泥，經過一段時間的靜置會沉澱會回復。

可是經過了三年，他並沒有因此得到他想要的東西。

這名神射手其實就是在說我自己本人，我是一個從小就非常喜愛打靶射擊的人，我熱愛打靶的程度，那種完美的動作與準度，也是我一生中所追求的興趣其中之一，也可以說，我是一個能夠拿起槍後就馬上做到與槍融爲一體的概念。

因爲強迫症的關係，這三年多來讓我同時也失去自我相信自己的能力，因爲生病讓我變得非常軟弱，也害怕去嘗試自己最拿手的事物。

這段期間我曾經失去了「自信」這項能力，三年多來我不曾碰過槍，我沒有勇氣拿起槍，甚至不曾到過夜市靶場。

就在一次因緣際會下，某一天我爲了要買電腦的零組件，於是我到了賣場，由於當時櫃台的人員態度不佳，加上溝通上的問題，服務人員的不專業，整個引起了我的怒氣，東西不僅沒有買，還受了氣，於是當天晚上我在市區裡徘徊遊蕩，當怒火燒到頂點不知所措的情況下，我突然想到，不然到夜市走走散散心情。

於是，我就衝著那股勁馬上前往夜市，在夜市中走著逛著，突然間經過了一間靶場，第一次經過的時候我其實心中還沒有足夠的勇氣靠過去跟老闆說我要玩，但是就帶著這個疑惑繞完了夜市整整一圈之後，我突然抬頭一看，竟然眼前是那攤靶場！於是我就走近靶場看了一下，然後這時的我，不知不覺心中有個聲音在呼喚我，原來是內心的自信正在呼喊著我想要再次出現，那我當下就跟老闆說我要玩，就在老闆遞槍給我，觸碰到槍身的那一刻起，突然間身上有一股力量湧現上來，彷彿手上的槍也告訴著我，要相信自己。

就在站好姿勢架好槍之時，我的手指頭卻突然無法扣下板機，我瞬間在那時突然覺得板機是如此的沉重，但是槍告訴我，如果你現在還欠缺那一點力量的話，我可以把我的力量借助給你，但你必須相信我，也必須再次相信你自己，於是我勇敢的扣動了那沉重的板機，就在短短的2秒鐘之內，我對旋轉式移動靶10連發全部絲毫無瑕疵的命中。

就在那短短的2秒鐘內，那一瞬間人生的跑馬燈從我面前閃了過去，在我扣下板機那一刻同時，也讓我看到了以前的自己站在我面前，他的身影彷彿是在對著我說，我一直都與你同在，我一直都在，看到從前的自己就站在面前，瞬間讓我熱淚盈眶，頓時間我恍然大悟，原來是我自己拋棄自己這麼久，也遠離了這個世界。

因爲強迫症帶來的極大痛苦讓我選擇逃避，讓我拋棄自己同時也拋棄家人與世界。

當時的我跑回車裡，關上車門，眼淚就像洩洪般一樣不停的跑出來，喜極而泣無法停止，我內心非常清楚，這是快樂的眼淚，人生三十多年以來戰戰兢兢，都不曾覺得有如此的快樂過。

如今想想，其實我滿想感謝那位店員的，因爲要不是因爲有他推了我這一把，我也不會因此得到這股勁，換一個角度去看世界，這也是貴人的一種，所以其實也沒有說一定是命中註定，還是非得是誰才是貴人。

因爲在生活的周邊本身就有很多無形中的貴人，我自己就非常確定這一點，自己也是自己最大的貴人，我自己本人親身的經歷故事中，這就是最好的一個證明，因爲唯有自己才能夠超越自己，才有辦法推開那心底最沉重的那一扇門，扣下那最沉重的板機，也唯有自己才能夠突破自己所設下的那條界線。

我從那天開始選擇勇敢的站了起來，迫迫也是因爲看到了我的勇敢，所以才選擇了我，認定我就是那一個可以與他一起共同創造未來的人。

「人生的跑馬燈喚回了我本身的自信」，自信心在強迫症的世界裡是微不足道的，但是卻是一個必需要擁有的力量，也是一個非常重要的角色。

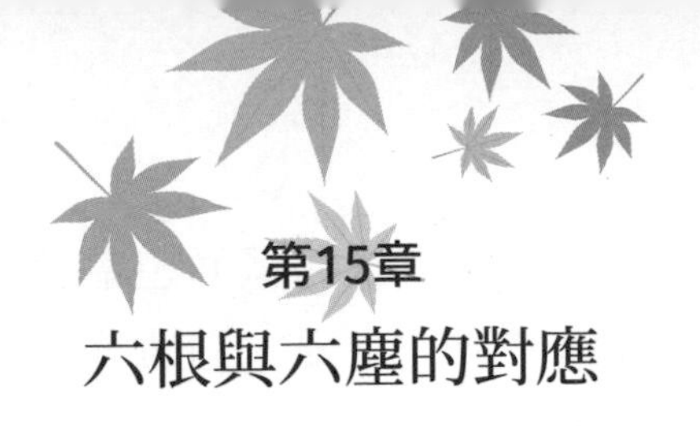

第15章

六根與六塵的對應

我本身其實是一個沒有什麼宗教信仰的人，歷經強迫症之後，更是讓我清楚看見，任何的信仰都沒辦法在現實上去幫助到我，因爲在生病的過程中，我們只能靠自己去體悟。

這是從一開始的體悟疾病過程，到了訓練之後，並且通過試煉之門，一路進化找到突破口後，自己感受到的，其實強迫症的症狀剛好與這些是互相對應到的。

六根分別爲眼、耳、鼻、舌、身、意，共六個識根，這在生理學上也被稱之爲「精神官能」。

六塵則分別爲色塵、聲塵、香塵、味塵、觸塵、法塵，是六根所緣的外境，因爲能染汙人們的心靈，所以叫六塵。

塵＝以染汙爲義

眼＝眼睛（視覺）對應到的六塵即是色塵

這是視覺上的感受，因爲強迫症的關係，我在看見某些人、事、物，包括電視的畫面也都會讓我不舒服，所以我的強迫症儀式會被中斷，同時我也會覺得我的地板被汙染了，所以強迫症的儀式就必須重做。

耳＝耳朵（聽覺）對應到的六塵即是聲塵

這是聽覺上的感受，也是因爲強迫症的關係，我有時候會聽到強迫症在我耳朵旁試著阻止我的聲音，或者是身旁的一些吵雜聲，任何能發出聲音的物品，對於我在執行強迫症儀式來說是影響最大的，會讓我一直陷在重新確認的輪迴裡，因爲我只要聽到一個聲音，我就覺得必須全部重做。

鼻＝鼻子（嗅覺）對應到的六塵即是香塵

舉例來說，我跟迫迫喜歡的味道就不一樣，有時迫迫聞到一個他不喜歡的味道，他就會開始發作焦慮，因爲他焦慮著這股他不喜歡的味道會不會飄到地板上，最後沉澱在他心愛的地板上，雖然在物質上只是個氣體的味道，但他也會覺得汙染到他的地板。

舌＝舌頭（味覺）對應到的六塵即是味塵

那，我跟迫迫喜歡的食物，當然也不一樣，像我就喜歡喝牛奶，但是迫迫一嚐到不同牛奶的味道他馬上就區分得出來哪一罐是哪一牌子的，他不喜歡就是不喜歡，絕對無法更改，這就是舌香的人生。

身＝身體（觸覺）對應到的六塵即是觸塵

以洗澡的例子來舉例說明，我如果身體洗完或洗過的部分被牆壁的水反彈噴濺到，或者是身體去觸碰到牆壁或拉門，包含一些不該觸碰到的地方，這個時候我就會覺得又被汙染了，我會立刻針對那個部分去做一個重洗的強迫症儀式，甚至全身重洗都有可能，因爲迫迫會叫我重洗，他覺得有細菌跟微生物。

（其實我也知道……就算家裡有裝淨水裝置，過濾系統，其實自來水還是多多少少會有微生物，並不是完全無菌的）

意＝意識（本心與意識心）對應到的六塵即是法塵

意，是心的別名，指的就是我們的意識心，我發病這段期間以來可以說是完全被迫迫操控住，整個意識心被迫迫拉走了，透過發病這段時間百磨千煉萬里路，就是爲了要導正迫迫（強迫症），要將意識心拉回來（回歸本心）。

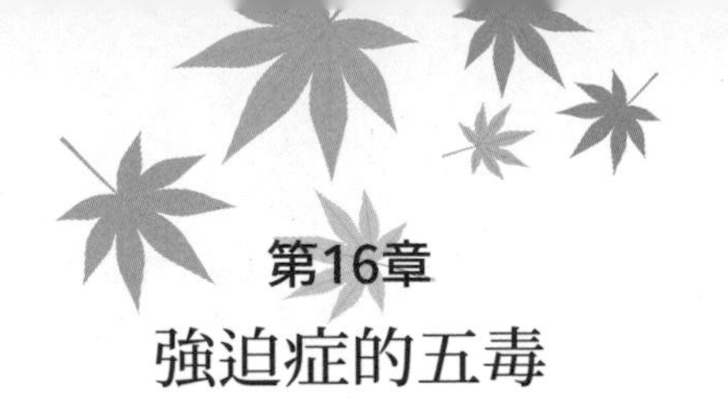

第16章
強迫症的五毒

貪、嗔、癡、慢、疑

佛教中稱之爲「五毒」，也是人們煩惱的根本。

貪=貪心

・貪心的範例

就像我強迫症有一陣子因爲配合藥物的關係，吃了會很放鬆，且心情會很好的藥物，結果我貪財跑去玩刮刮樂一直狂刮，結果刮了好幾張都沒中，害得自己心情低落，後來迫迫就跟我說與其這樣做不如把錢拿去7-11超商認捐300元直接幫助需要的人，心情也會比較開朗，這樣比刮中10萬塊還要快樂。

以範例爲例，從這裡面就能延伸出哪些是正能量，哪些是負能量，因爲強迫症裡面有一個因素非常重要，那就是「執著」。

因爲刮不中而繼續刮，那就是執著，但如果把它捨棄掉，利用正能量來幫助別人，透過這個想法，那執著就已經被消滅掉了。

「放下」其實就是在說這個執著，執著其實每個人都會有，沒有一個人例外，因爲一個人如果沒有了執著，那你就已經變成聖人了。

嗔=嗔心

·嗔心的範例

也就是生氣、暴怒、仇恨、忌妒，以強迫症的症狀來說，有很多部分其實就是嗔心的表現，一個動作不完美，沒有達到心中想要的角度，都會因此生成這個嗔心，強迫症的暴怒不順心，也是因爲有這股氣。

癡=癡心

·癡心的範例

癡心就是慾望，人的慾望有很多，金錢上的慾望，物質上的慾望，想買衣物、想買鞋子、想買遊戲。

對某些東西產生的喜愛，都是一種癡心的表現。

拿強迫症的儀式來說，每天在焦慮想著清潔，一直執著地清理直到百分之百無誤，這其實也是一種癡迷！

慢=傲慢

·傲慢的範例

就是高傲，每個人其實都會想呈現最好的那面給人家看，我家怎樣怎樣的，炫富也是其中一種，有時候用物質來炫物，有時候用語言來炫物，有時候用行動來炫物，有時用唱歌來給你炫物，這些都是傲慢。

有人拿一隻鋼筆，派克鋼筆有那種一支1萬塊的，無形中就會看到這個，所以說層面是眞的很廣泛。（或是潮鞋）

強迫症在這裡對應到的其實就是完美主義，爲什麼一定要完成儀式呢？如果有辦法慢慢透過訓練讓儀式時間縮短減少，甚至到最後不再受強迫症儀式控制，那不是很好嗎？

疑=疑心

・疑心的範例

強迫症會有懷疑別人不信任別人的意識，不信任某一個東西，甚至不信任自己做過的事情，不信任人、事、時、地、物爲出發點，從人、事、時、地、物，這五項套進去。

・我與迫迫的範例

我自己喜歡吃榴槤，但迫迫聞到榴槤的味道就暈倒了。這其實就是「疑」，人、事、時、地、物，這些都可以套用進去，所以說如果眞正要想的話，就會有很多東西，非常多的題材，把這些套用進去之後，思想就會非常的廣泛。

我覺得有時候畫一個圖勝過於寫1000個字，甚至更多，有時候會覺得畫這樣也可以，寫這樣也是可以，但其實這也是執著，從執著裡面去改變自己的正能量，強迫症的病況其實也是可以從這樣的角度慢慢去減輕去改善，眞的也不是說一定非吃藥不可，因爲我覺得就算是這麼強大的精神官能病，到最後還是要慢慢地去嘗試減輕。

我自己本身會透過這五項人、事、時、地、物然後慢慢釋懷掉，所以我決定這部作品連圖畫的部分也都由我自己親手來繪製，我肯定自己的同時，也在創作的過程中覺得非常快樂，甚至都不覺得累。

以上分享的這些其實都是出自於佛法，這些其實就是佛法的最高境界，讓我深切體現了佛法的眞精神。

因爲看到幾千年前就出現的智慧，我眞的是打從心底佩服，也打算利用這樣的智慧去改善自己的病況。

其實佛法都不是要叫你去拜拜什麼的，最主要是要改變你自己，見到你自己的本性，重新體悟自己。

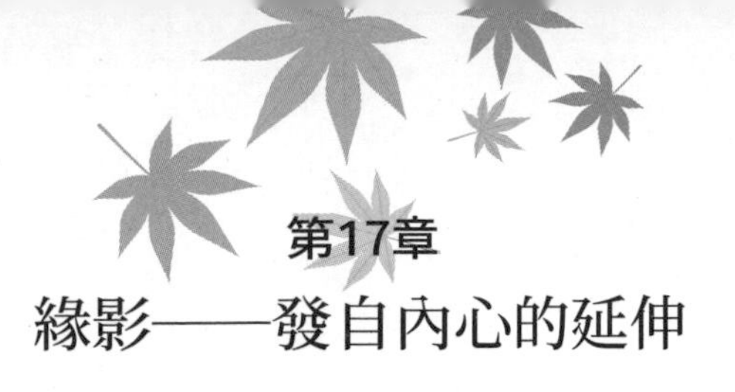

第17章
緣影——發自內心的延伸

緣影，就是我們記憶影像的延伸，心中的影子或相片，我們的感受都只是心帶給我們的。

它是由心起作用而延伸的，但是它不會眞正影響到我們的心。

那什麼是緣影？

緣影＝條件成熟的影像

17-1 相片的範例—01

比如說，心中想著富士山，然而富士山的一個影子、一個漂亮的畫面，馬上就出來了，它可以是一個影子或者是一張相片的。

17-2 電器的範例—02

電風扇的運轉，也是必須經過通電，機器轉動所吹出來的風，讓我們就會感受到涼涼的感覺。

這其實也是緣影。

17-3 自然與物質的範例—03

例如太陽光照射下來，我們本身的人影，或者是世界中任何一種物質的影子，這些影子其實也是緣影的一種。

17-4 夢境的範例—04

作夢，夢境其實也是緣影的一種，這也是每個人都一定會有的，像我在發病期間常常也會夢到那些引發我怨恨的人們，或是災難噩夢，雖然在夢醒來會有很不好的感覺，可是這些其實終究都只是緣影阿，它們實際上無法去傷害到我們的心。

（其實夢境也可以記錄下來）

17-5 心理陰影的範例—05

人生中的陰影，人的一生當中一定多多少少會有一些你使盡全力想抹掉的陰影，其實陰影也只是一個緣影，想起時雖然會讓我們非常不舒服，但畢竟它還是假的！它就是沒辦法眞正的進到我們的心裡面，也無法眞正的讓我們受到傷害，看到的只是一個緣影，但是無法進入我們的心。

17-6 吵架的範例—06

你們相信吵架後的情緒也是一種緣影嗎？

因爲吵架過後我們都會有一股情緒，但是經過一段時間過後，這段情緒降下來直到消失後，我們心中就會釋懷，這個也是緣影。

所以說……原來緣影就是假的！

強迫症不管是思想或是儀式，其實就是陷在這些緣影裡面。

雖然緣影隨時圍繞在我們身旁，但如果把緣影認定爲不去理會它，其實傷害就不會陷入到漩渦裡面去。所以就是要透過一些事物讓自己去練習，緣影正是讓我們練習的最佳範例。

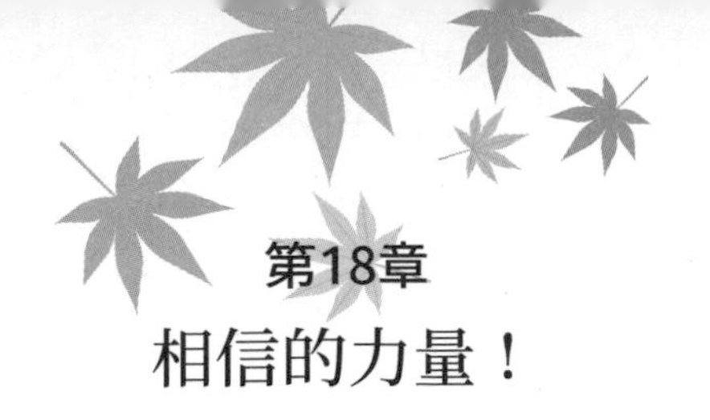

第18章
相信的力量！

基因遺傳不是詛咒，而是天命，天上賜給我們的任務，是種體悟，因爲這是「進化必經的痛苦過程」。

我們其實都會祈求上帝與佛祖能夠幫助我們，但其實我們都不知道，我們自己本身的意志力和力量才是最強大的，只要你肯相信自己、從頭再一次耐心了解自己，問自己，傾聽自己的內心聲音，想不想幫助自己，沒有事情是做不到的，只是「做」與「不做」的差別，就能產生很強大的變化。

我能夠理解強迫症所踏出的每一步，是需要比火山爆發，或者是地震如此一樣強大的能量才能夠辦到。

但是我想說的是，不管是有沒有強迫症的人，只要拿出自己的意志力與耐心，與自己並肩作戰，與強迫症一起奮鬥，發揮它的力量到最後一刻，一定能夠成功的。

透過一些事物、疾病甚至逆境去讓自己長大並沒什麼不好，這就是現成的經驗，就算是殘忍的精神疾病也不例外，我相信這些疾病直到最後，始終會給你回報的，這就是相信的力量！

我也是因爲自己親身經歷才會得到這些啟示，這些也是我自己努力過來而得到的福報，強迫症其實就是我最好的導師，它教會我很多事情，它幫助了我也讓我累積到非常多難能可貴的經驗，雖然其歷程是很艱辛很難以想像的，但一直以來我都沒有放棄過，我眞心覺得人生如果沒有強迫症（迫迫）伴隨著我，我也不會有現在的正念。

迫迫曾經對我說過，歷經這麼多辛苦沒有關係，就算這些都是不好的事情，就當作全部都是經驗一次把它學習完，那往後的人生你還有什麼好怕的呢？而且我們熟識所有的精神大魔王，更何況迫迫很擅長找解決麻煩的工具。

快樂與否都應該是要建築在自己身上，與迫迫在一起就是最強大的力量，我相信我們能夠一起走到底克服萬難。

不管是什麼信仰，其實都是在指引我們向好的方向前進，都是正向的能量（迫迫說：除了邪教），只要你肯相信，我們其實每個人都能是活佛啊，爲何不能是？

就因爲有人，才會有人成佛，才會有佛的誕生，因爲唯有延續生命，繼續活著才能夠創造出更美的奇蹟的，就如同有很多事情如果沒有一股惡勁，是絕對幹不成的，這個（惡）指的其實不是邪惡或是罪惡，而是（勇敢）。

眞正的選擇在於我們自己身上，你想成爲什麼樣的人，你想成爲善良又具有一點點邪惡也可以自己創造啊，只是要記得，不要迷失了自身該有的本性與善良。

強迫症可以改變一個人的一生，相對的也可以讓一個人重新創造一生，重新獲得一生的。

不管生什麼病都一樣，是自己的責任，與世界與天上都無關，既然自已關上了自己這扇門，你自己當然也可以另擇開啟一扇門一扇窗，這些都是一樣的美意。

在生病這段期間，我體悟到了，除了自己以外，眞的沒有任何人可以幫助我們，就連上帝、菩薩與佛祖都沒有辦法，我只能把自己的病況（透過經歷）去（轉化成實務）。

那，如果有辦法從實務到進化，那就更好了，就是「一切唯心造」，因爲人的心是可生萬物的。

一切唯心造，就如同電器，以電器作爲一個物質來說明。

範例・用電器作爲物質來說明

如果沒有電力這個能源，電器就無法啟動並且維持下去，但是，「電」這個能量如果你不用工具去測量或者是親身去觸碰到，卻是看不見的。

所以以電力來說，它確實是一個存在的能量，並且是有在流通的能量。

就在我寫作的過程中，我自己也有發現，就算你打字速度很快，也跟不上腦中一直浮現的畫面想表達的意思，那種感覺就是腦中一直有表達不完且說不完的話一直湧現出來。

所以，人的心，人的意志是非常厲害的，我眞的相信人的一個想法一個念，是可以一秒到火星上的，就像我的心思念著遠在加拿大的親人一樣，我雖然在台灣這一端，但我可以用我的心去想，雖然我的身體沒有實際上到達，但我的心念在一瞬間已經到了。

在我強迫症達到最痛苦之時，佛祖曾經來過我夢裡，祂曾經現身於我的夢境中，我只清楚記得祂對著我講話的聲音非常特別，那種聲音既不是男生的聲音也不是女生的聲音，那種聲音是男生同時也是女生，我只記得祂來夢裡的時候是很短暫的，祂只問了我一句話：「你，怎麼了？」問完沒多久隨後就離開了，因爲我當時眞的沒有力氣去回覆祂，但是當時的我身、心、靈確實有感受到那麼一股短暫的解脫，整個人都輕鬆起來。

但是從那之後佛祖就不曾再來過，這段時間以來一直都是我跟迫迫一起努力突破重重關卡。

雖然佛祖點化了我，但如何選擇還是緊握在我自己的手上，眞正的選擇，想不想展翅高飛只有自己能做出選擇。

我想，佛祖可能早就算到我一定可以辦得到，所以祂想看著我慢慢發出光芒。

也因爲我一直想著自己本身就是那一個可以破除詛咒的人，也唯有自己才能夠超越自己，因爲我自己本來就是那個人，所以才會是。

這就是我的覺悟，是我的自由意識，自由意識是人類大腦中的松果體，人類因爲有松果體而偉大，因此才會有自我意識的產生，這就是爲什麼上帝與佛祖無法進入到我們心中的原因。

身爲人，不是只有體悟苦難，也不是只有受難、受苦的份，我們應該都要好好把握珍惜這個珍貴的能量。

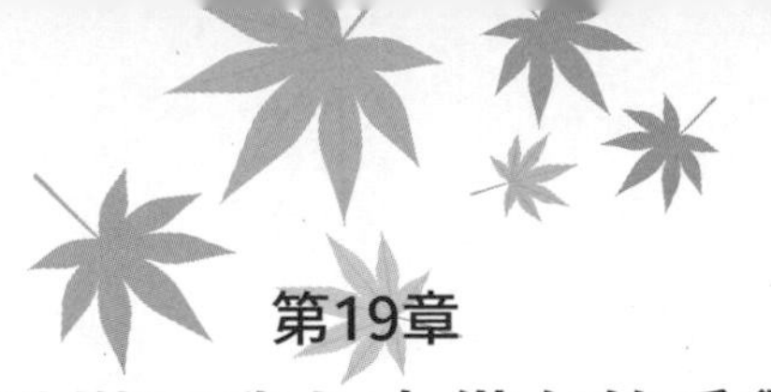

第19章
強迫症點燃了我心中僅存的愛與力量

在這短短的幾十年的人生裡，我或許不斷的一直遇到挫折與失敗，嘗盡各種逆境與怨恨，我或許不會是世界上最慘的那一個，但我現在能夠堅定的相信著我其實是最幸運的那一個。

這幾十年來也感受不到那稱之爲「愛」的能量，也不曾感受到「愛」存在過，因爲這些年來都是怨恨佔據了整個心靈，雖然心裡很清楚的知道，這是一股確實存在的能量，但這麼多年了，我每天卻感受不到。

但迫迫說我心中其實還存在著一點愛的力量，如果我願意，他會幫忙我喚醒，並點燃這份力量。

所以我與迫迫就點燃了心中僅存的愛，僅剩下的那麼一點愛的能量如此之強大，就在這麼一瞬間所有怨恨都消失不見了。（我看見了所有大魔王發出光芒，幫我消滅了怨恨）

如果愛是如此珍貴的東西，這麼難以得到的，那以後我隨時想要擁有這股能量，不管是愛自己，愛這個世界，全部都由我自己來創造。

當我毫無畏懼把自己的生命奉獻出來的當下，同時也繼承了強迫症的所有力量，瞬間也獲得了愛。

從小時候有影像記憶、聲音開始到現在，經歷過這麼多的事情，其中還有這麼不公平的遭遇，你說心中完全沒有怨恨是不可能的，時常也會感嘆上天和世界待我不公平，我曾經也很多次想過要結束自己的生命，因爲自己的心靈已經徹底被榨乾，只剩下沒有靈魂的軀殼，自己都已經活得不像是從前的自己了。

但是，我始終沒有放棄過我自己，我也從沒有忘記我來到這世上的使命，我很珍惜這一切，我爲了自己，也爲了當時給迫迫的承諾，我遵守承諾，選擇勇敢的踏出絕不回頭（因爲我奉獻出了我自己的生命），強迫症也兌現了承諾，他徹底的從這萬丈深淵裡救起了我，並且賦予我力量。

與其一直在原地等待著永不出現的奇蹟，那不如打開自己的雙手去超越奇蹟，爲什麼我會說是超越奇蹟呢？

因爲對強迫症來說，光是有奇蹟眞的遠遠不足的，就算有奇蹟眞的算不上什麼，必須要超越奇蹟，更上一層，青出於藍更勝於藍才行。（迫迫說：我們注定是要更勝於青）

用智慧去撫慰疾病，用智慧去突破逆境，用智慧去超越奇蹟，用智慧去創造未來。

在強迫症的苦難人生中，所有的曲折、痛苦、等待，就是爲了這一次（迫）除的光芒，我已經準備好再繼續超越下一個光芒，這就是迫迫的智慧之光。

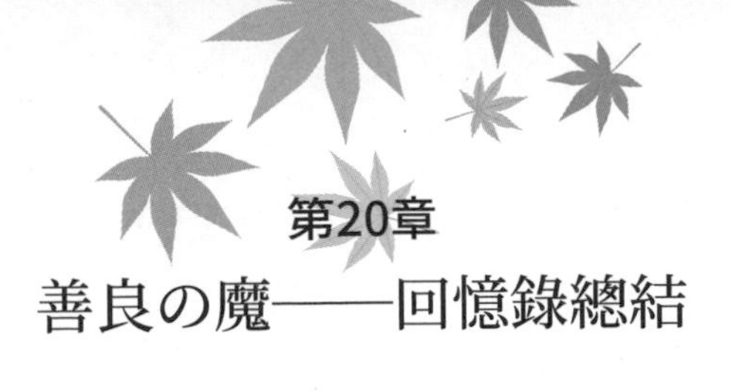

第20章
善良の魔——回憶錄總結

我小時候曾經在學校的操場旁救了一隻斑鳩，是一隻剛出生沒多久的小斑鳩，牠在還沒學會飛行之前就先摔落在地上，看到翅膀受了傷的小斑鳩在地上掙扎，這時，心地善良的自己走了過去，並把牠撿了起來帶回家細心照顧飼養，與家人一起細心的照料下，經過沒多久的時間，小斑鳩受的傷已經痊癒並且生存了下來，我們也就一直持續飼養著牠，直到長大能再度展翅高飛。

我在做這件事情的當下，其實是沒有任何猶豫的，也沒有先徵求過家人的同意就把受傷的小斑鳩帶回家了，因爲，我心裡面只想著要幫助牠而已，這就是打從心底最自然的反應（本心的反應），也是我寫這本書時的最大力量。

強迫症是一個需要體悟與訓練自我的精神疾病，它有別於其他的精神疾病，強迫症其實是很特別的。大部分精神疾病都是配合藥物治療就能大概的控制住，並且是可以慢慢的痊癒。可是強迫症如果眞正發作起來，其實藥物也很難壓制下來。

我是一個對自己病況非常積極的人，而且病識感很深，所以自從發病以後，從認識強迫症這個官能精神疾病開始，我有看過非常多的文獻紀錄，我體會到一件事情，那就是，我認爲我們應該要「跟隨著自己的內心」。

因爲，文獻終究只是歷史記載的代表，對於發病中的患者本身幫助並不大，思緒會更加混亂，患者會壓力更大。

我們更需要做的是把力量集中在自己的強迫症狀況上面，這才是我們最應該在意的。

如果我們認識再多的強迫症知識，到最後都沒辦法運用上的話，也就是在先前篇章裡面所提到的重要過程，如果無法「以經驗去轉化爲實務」，並且讓自己的強迫症能夠套用上去的話，對強迫症來說眞的也不會改善太多。

與恩師的緣分

我自己本身也是花了將近四年多的時間，才有辦法與我的主治醫師正式打開心房，一開始就醫的時候，我也遇過與自己磁場較不合的醫師，因爲她突如其來無心的一句「這就是強迫症啊」整個讓我瞬間暴怒，爲什麼會暴怒？因爲我來看醫生的目的並不是只想聽到妳說這一句話而已！而是想尋求專業的協助，與學習疾病的解決之道。

因爲強迫症的緣故，初次就遇到這種狀況的我，就因爲這麼一次不好的經驗，曾經也讓我一度想就此放棄就醫這條路。

不過這也算是我在尋找醫師的過程中多了一個經驗分享，我從小到大雖然都只有安慰獎的運氣，可是這次卻不一樣了，很巧妙地在命運的過程中，因爲自己先踏出了這一步，才有辦法遇見這位醫師，而後才讓我遇見了湯華盛醫師，也就是我的恩師。

在遇見我的恩師之後，他讓我漸漸改觀，讓我能夠慢慢地放下腳步，慢慢的把我心中深埋已久的話寄託於他的身上，我認爲這是一個非常重要的關鍵，也是爲什麼我打從心底的選擇這位醫師讓他來治癒我的關鍵。

醫師不是神，醫師也是人，其實每位醫師都很專業，要找到一位符合自己的醫師其實不難，我認爲第一件事情就是必須先相信自己，重點還是在於你自己有沒有想要讓自己好起來，打從心底去相信自己做得到，就像我的「本心」很自然地接受了醫師一樣，不要害怕去冒險，只要我們都準備好了就跟著自己的「本心」走，與自己並肩作戰就沒什麼好怕的，只有自己實際去做了之後，其實所謂的焦慮與執著自然就煙飛雲散了。

善用自己的優點來創造優勢

我自己的優點就是，不屈不饒，永不放棄。

迫迫就是感受到這一點，所以他才選擇了我。

撫慰疾病需要的正能量

天下沒有白吃的午餐，能夠吃進人生的酸甜苦辣，舌香的人生，可以適當的（接受），當然也要能夠適當的（捨離），唯有（捨離）才能代表人生眞的享受過。

人最珍貴的力量——正向的態度

這是我在大學時期的一位日文老師曾經對我說過的一句話。

老師說：「學生沒有能力之分，只有態度之分」這句話深深烙印在我腦海裡，現在的我，想把這句話稍微改變一下。

人，沒有能力之分

人，只有態度之分

我的強迫症攻略態度就是如此：

撫慰→訓練→共存→突破→進化→訓練→創造

我現在也對得起當初大學畢業時得到的校長獎獎盃了，因爲現在的我，是眞正地再次榮耀了獎盃。

我們的內在（就是本心），也就是（心）字裡面的那一點，外面的那一點則是意識心。

在體悟強迫症所帶來的這段人生過程裡，我曾經因爲只想吃一個東西，只想爲自己弄一頓飯，因而把整個廚房都封鎖起來，明明是簡單弄一個食物的流程，也會讓我耗掉非常多的時間，直到完全弄好擦完地板坐下來吃東西後，往往都已經餓過頭了。

因爲強迫症常常在我心中說的一句話

你不能離開這裡因爲還沒擦乾淨，你離開了就會擴散，就會汙染全部，你家裡所有的地板都要給我重擦，讓我站在抹布上面久久無法踏出那個小範圍。

曾經因爲洗澡或洗手的噴濺問題，或者是身體去觸碰到不該觸碰的地方，造成反覆洗澡、洗腳、洗手的輪迴，連睡覺的時間都不曾放過我的強迫症，做夢也得深受強迫症所苦而困擾的我。

我認爲，無法關掉的才會叫做強迫症，那能夠關掉的即是力量，也是強迫症留下的所有優點，經過強迫症的訓練，我將與迫迫一同展翅高飛。

所有的強迫症儀式與輪迴，苦難的人生，經過與迫迫共同的奮鬥後，都已經是過去式了，因爲，我們已經創造出一個新世界，這也是一個新視野。

強迫症徹底被我們所創造出的新世界取代了，強迫症留下的只有強大的力量，我與迫迫創造的這個新世界裡面，沒有強迫症，只有強大力量的開關，這個開關是建立在我的本心裡面的，想開就開，想關就關。

自從我與迫迫創造出新世界之後，許多疾病已經不再是困擾著我的重點了，現在的我，全都是因爲強迫症的力量而強大，我也不曾再強迫過自己做過任何事情，一切都是發自內心自然的反應，想做就做，不想做就不做了，因爲，我已經回歸本心。

我會緊握著迫迫的手，帶著迫迫一起建造新的未來，與諸位大魔王一起合作，使用迫迫的力量共同創造出一個沒有強迫症的人生，眞正屬於自己的一個未來。

每個人與生俱來的才華是不會因爲疾病而改變的，

疾病或許會鈍化了我們的自信心，會讓我們失去許多美好事物，但疾病卻帶不走我們的本心，只要我們找到最原始的自己，有一天自信心還是會回來到我們身上的，力量一定會再回來，用自己的意志慢慢來撫慰疾病，傾聽疾病的聲音，我相信疾病本身一定會有所感受的，這是我坦然面對天命的血淚史，這是我與迫迫一起努力奮戰到最後一刻的故事。

謝謝強迫症賜予我使命

謝謝強迫症賦予我進化
讓我擁有再次創造人生的機會

強迫症其實有著個一顆不怕重來的決心

自己就是自己唯一的希望之光

一切唯心造　心是浩瀚的

人類最珍貴的　即是創新

創造吧！勇敢的薛西佛斯們

獻給美麗的世界

善良的魔 2022/09/17 郭小維 著

獻給我的恩師 湯華盛 醫師

湯醫師，謝謝您在這幾年的時間裡幫助了我，雖然，我不是一開始就向著你敞開心胸，但這段時間以來，我眞的認爲你是一位好醫師，我打從心底認定你是我的良師也是益友，唯有一路走來才會懂得，這眞的是一段非常艱辛漫長的歷程。

您說的對，我是自己幫了自己！
我想在這跟您說一聲，辛苦您了！也謝謝您！
因爲您的提拔，才會有現在的我
您當初推了我這一把，也才會有這部作品的誕生
您是我人生中的光芒，更是世人的光芒

我與迫迫往後會好好運用這股力量去幫助這個世界，儘管這世界從來沒有幫助過我也沒有關係，因爲這就是我跟迫迫對世界的愛。

獻給最偉大的家人

爸爸、媽媽、姊姊，我的家人們你們辛苦了！

我知道這段時間，你們的感覺就像失去了一位重要的親人一樣，因爲強迫症使我失去自我，也把我帶離了你們的身邊。

不過迫迫也實現諾言，徹底從這悲慘的生命中把我救起，並帶我回到家了，我眞的很想說，三十幾年來的歲月雖然一同生長在一個屋簷下，但我不曾感覺過我回到家，現在……終於覺得我回家了……我回來了！

我依然是父親與母親每天盼望的那個孩子

我依然是姊姊心中愛的那位弟弟

因爲疾病，我已經好幾年沒有擁抱過你們

我自己用了無數的淚水，換來這部作品同時，也徹底喚醒了沉睡在我體內許久的力量

我與迫迫點燃了心中僅存的愛，爲的是造福整個世界

我現在能夠打從心底認定我自己的才華，也認定我所創造出來的愛

我爲了深愛的家人與美麗的世界，選擇勇敢的站了出來，我從強迫症的體現中站了起來，今後我會與諸位大魔王一起合作，使用這股力量好好地守護著你們。

獻給可愛的魔王們

謝謝你們給我力量，謝謝你們幫我消滅了怨恨。

我會擁抱著你們，愛著你們，緊握你們的手永不放棄。

在創造的路途中，哪怕是遇到了眾神的阻擋，我也會毫不猶豫的擊退眾神，這是我的決心，正是我這輩子與生俱來和諧共處的能力。

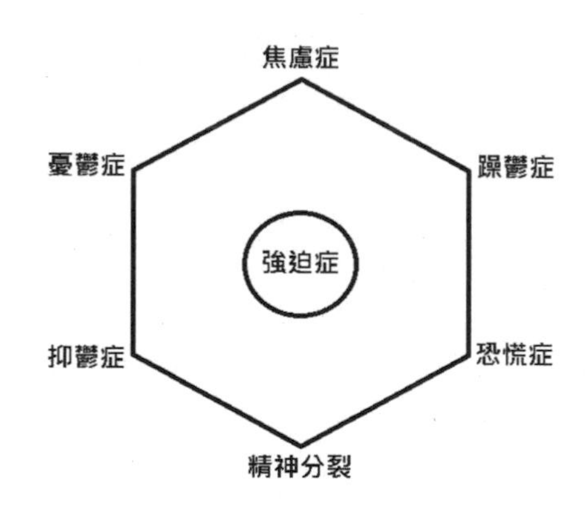

迫迫曾經畫給我的分子式圖

這是迫迫的本性和諧眷屬

善良的魔

迫迫

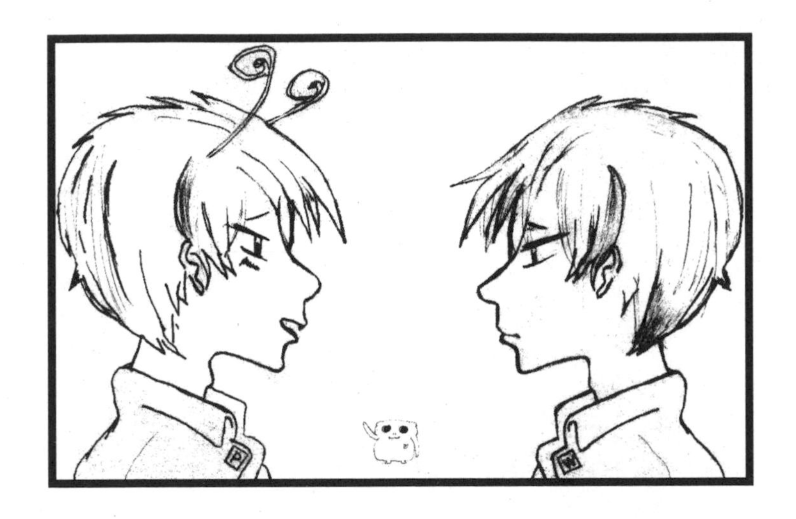

本書內容為作者的親身經驗，僅供讀者參考，
讀者若有醫療相關問題，可向專業醫師諮詢。

國家圖書館出版品預行編目資料

善良の魔／郭小維著. --初版.--臺中市：白象文化事業有限公司，2023.3

面； 公分.

ISBN 978-626-7253-13-7（平裝）

1.CST：強迫症 2.CST：通俗作品

415.991 111020268

善良の魔

作　　者　郭小維
校　　對　郭小維、薛香琴
插　　畫　郭小維
發 行 人　張輝潭
出版發行　白象文化事業有限公司
412台中市大里區科技路1號8樓之2（台中軟體園區）
出版專線：（04）2496-5995　傳真：（04）2496-9901
401台中市東區和平街228巷44號（經銷部）
購書專線：（04）2220-8589　傳真：（04）2220-8505
專案主編　陳逸儒
出版編印　林榮威、陳逸儒、黃麗穎、水邊、陳媁婷、李婕
設計創意　張禮南、何佳諠
經紀企劃　張輝潭、徐錦淳、廖書湘
經銷推廣　李莉吟、莊博亞、劉育姍、林政泓
行銷宣傳　黃姿虹、沈若瑜
營運管理　林金郎、曾千熏
印　　刷　基盛印刷工場
初版一刷　2023年3月
定　　價　300元